1592. aux.

TOPOGRAPHIE MÉDICALE

DE PADOUE

SUIVIE DU TABLEAU DES MALADIES

OBSERVÉES DANS LES

HÔPITAUX MILITAIRES

DE CETTE PLACE

PENDANT LE TRIMESTRE DE MESSIDOR, AN 5ᵉ.

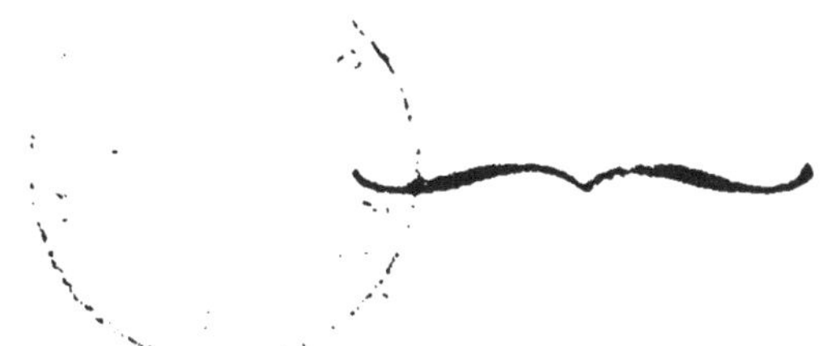

Atque ea vis omnis morborum, pestilitasque,
Aut extrinsecus, ut nubes, nebulæque superne
Per cælum veniunt, aut ipsa sæpe coorta
De terra surgunt, ubi putrorem humida nacta est,
Intempestivis pluviisque, & solibus icta.

Lucret. de Nat. Rer. Lib. VI.

A PADOUE

MDCCXCVII.

S A L M O N
MÉDECIN DES HÔPITAUX MILITAIRES
DE FRANCE

À L'ABBÉ TOALDO

Professeur d'Astronomie & de Météorologie dans l'Université de Padoue.

Il est pour les hommes de lettres un soin bien doux à remplir, celuy de rendre hommage à qui excita leur admiration. Vos travaux, illustre Professeur, m'ont pénétré de la plus haute estime. Le ciel qui s'honore de vous avoir vu naître, vous doit le bienfait immortel de la Météorologie Trevigiane, & votre méthode d'exactitude & de rigueur dans les sciences physiques présente aux savans de tous les pays un modèle précieux à imiter. Riche de vos observations, soutenu par un grand nombre de données, je m'étais occupé à Projéter les linéamens d'un ouvrage sur le cli-

mat & l'histoire naturelle de Padoue: d'autres
vues & d'autres circonstances m'ont forcé de re-
noncer à cette idée. Pour n'avoir point tout-à-fait
à régréter les heures perdues dans le tracé de mon
plan, j'ai rassemblé à la hâte quelques fragmens
épars des élémens que j'avais recueillis & je les
ai formés en Topographie Médicale. Veuillez bien
permettre que je vous dédie cet écrit, quoique de
peu de conséquence. Le premier avantage que j'en
attends est de pouvoir publier les sentimens de vé-
nération que vous m'avez profondément inspiré.

SALMON.

TOPOGRAPHIE MÉDICALE

DE

PADOUE.

PARMI les villes remarquables d'Italie Padoue tient ju-
stement un rang distingué. L'étendue de cette antique cité, la richesse de son territoire, l'état florissant de ses
arts & de son industrie, sa fameuse école, le grand nombre d'hommes illustres qu'elle a produits, son histoire politique & militaire la rendirent célèbre dès longtemps.
Padoue se trouve assise sur le bord de la Brente au milieu d'une plaine riante & sous un ciel prospère. Sa posi-
tion géographique est marquée par le 29ᵉ dégré, 36 m.
de longitude & par le 45ᵉ dégré, 23 m., 40 secondes de
latitude. Elle est éloignée  ou-est de Venise de 10 lieues
moyennes de France, de 60 de Milan: elle voit Ferrare,
Bologne & Livourne à son sud, le Tyrol & l'Allemagne
à son nord : Gênes est à son sud-ou-est, Trieste à son
nord-est.

Le plan de Padoue & des campagnes environnantes
s'élève à peu près de trente-cinq pieds au dessus du niveau de la mer Adriatique. Le sol est uni & très égal :
il monte rarement & s'abaisse de une ou deux toises seulement en quelques endroits. C'est au nord-est qu'on découvre le plus de fonds, de terreins bas qui recèlent des
eaux paludeuses. Sur certains autres points on remarque
encore des prairies humides que les eaux-pleines de la
Brente suffisent pour inonder, & partout de larges fossés,
de profondes excavations qui conservent des eaux stagnan-
tes même dans les jours caniculaires. En général le niveau des campagnes par raport aux rivières est tel qu'on
trouve peu de terres noyées lorsque la Brente & la Bacchiglione ne sortent pas de leur lit: le sol n'a communément que le dégré d'humidité nécessaire pour le rendre
fertile.

La Brente defcendant des montagnes du Tyrol roule les eaux qui baignent les murs de Padoue. Ce fleuve prend naiffance dans l'évêché de Trente. Il fort des rochers par plufieurs foibles rameaux, mais bientôt réuniffant fes ondes il s'ouvre un large paffage & fe dirige avec impétuofité vers le fud-eft. A peine touche-t-il le territoire de Padoue qu'il femble fe réfléchir au levant. Ses eaux comme celles du Pô, font le plus fouvent troubles ; elles fe précipitent en torrents deftructeurs à la fuite des longues pluyes & fe repandent au loin dans les campagnes après avoir rompu digues & chauffées, & emporté les ponts. Leur cours eft peu finueux : perçant avec rapidité au milieu des bancs de terres molles & des roches tendres, elles fe font creufé un baffin peu affujetti aux courbes & aux detours. La couche fupérieure qui forme le fond de leur lit offre un limon léger compofé d'un fable très fin, d'une alumine extrémement divifée & fans doute de quelque humus provenant des débris des corps organiques. La navigation du fleuve eft toujours praticable & toujours fure, fi l'on excepte le temps des plus grandes crues : elle favorife finguliérement le commerce : c'eft par elle furtout qu'on porte à l'étranger les richeffes des belles vallées de Brente qui paffent pour les plus délicieufes d'Italie. Les bords de la Brente font célèbres dans les chants & dans les idylles des poëtes : les mufes paftorales y fixent volontiers leur aimable demeure : en effet l'imagination trouveroit difficilement des fites plus heureux à choifir : un ciel doux, une terre prodigue, des lieux champêtres, des riantes habitations, des palais, des jardins, des parcs : tour à tour la touchante fimplicité des hameaux & la magnificence des grandes villes ; tant de beautés, un concours fi merveilleux de tout ce qui a droit d'intéreffer le cœur de l'homme devaient néceffairement apéler les regards des artiftes, & folliciter & les crayons du peintre & la lyre des poëtes.

La Brente de concert avec la Bacchiglione autre rivière torrentueufe venant du Vicentin donne plufieurs grands canaux qui coupent la ville en diverfes isles & préfentent une infinité d'avantages foit pour les communications intérieures & les befoins domeftiques, foit pour entraîner les immondices & imprimer le mouvement aux machines qui font mifes en action par la force des eaux.

L'horizon eft icy prefque entiérement libre & donne

accès à tous les vents. A' deux lieues fud-oueſt de la ville il exiſte néanmoins une chaîne de monts peu élévés
que l'on nomme *Monti Euganei*. Les collines ceignent
en arc une partie de l'horizon. On leur attribue de retenir les nuages du nord-eſt & de concourir à augmenter
la quantité de pluye qui tombe à Padoue; en admettant
le phénomène & en ſupoſant que les monts Euganés dé-
chargent ſouvent les nuées de leur feu électrique & les
reſolvent en pluye; nous remarquerons que leur maſſe ne
peut offrir qu'un faible obſtacle aux vents de nord-eſt &
de ſud-oueſt qui les franchiſſent avec facilité , en ſorte
que nous regarderons les vents comme ſoufflant librement
de tous les points du ciel. J'examinerai quels ſont les cours
de leur domination , quelles ſont leurs influences , leur
conſtance & leurs variations : je conſulterai, en détermi-
nant le caractère des météores, les obſervations des illu-
ſtres Toaldo & Morgagni : on ne ſauroit puîſer dans de
meilleures ſources & ſe promettre des réſultats plus fidèles .

Chaque ſaiſon poſsède à Padoue ſes vents particuliers
qui dans les plus grands écarts de l'ordre des phénomènes
céleſtes conſervent toujours leur aſcendant. C'eſt ainſi que
depuis le ſolſtice d'hyver juſqu'à l'équinoxe du printemps
le nord & le nord eſt ont une conſtante domination. L'eſt,
le ſud & le ſud-eſt ne ſoufflent pas avec moins de régu-
larité , lorſque le ſoleil parcourt les ſignes d'été. Si l'on
conſidère la fréquence des vents & leur dégré de ſupério-
rité dans tous les mois de l'année, on trouvera que le
nord ſouffle le plus ſouvent & qu'il eſt le plus habituel,
que le nord-eſt eſt après luy le plus dominant, que le
nord-ou-eſt tient le troiſième rang dans le raport de leurs
retours. L'ou-eſt, l'eſt, le ſud-ou-eſt & le ſud-eſt viennent
enſuite dans une progreſſion deſcendante. Au moins cette
loy a-t-elle lieu pour les vents des baſſes régions qui ſont
indiqués par les banderoles & par les girouettes : quant
aux vents des régions ſupérieures manifeſtés par la direction des nuages qui ſont les vrais courans dont les autres procèdent, ſans doute nous n'avons que peu de moyens
de les étudier avec ſuite & de les noter avec exactitude.
Le vent de nord & ſes collatéraux occupent eux ſeuls
plus du double de jours que les cinq autres réunis. Toaldo
fait remarquer que le nord-eſt a dominé avec une force
doublée dans les vingt dernières années dont le marquis

Poleni a donné le Tableau Météorologique . Raprochant enfuite cette circonſtance importante de l'augmentation ſenſible du froid , de celle du poids de l'atmoſphère , de la force productive des terres affaiblie & de la proportion des morts croiſſante depuis pluſieurs années , il offre aux phyſiciens ces grands phénomènes à examiner , & demande s'ils ne pourraient pas reconnaître une cauſe identique ?

De tous les vents de l'horizon le nord eſt le plus nébuleux ; il donne les plus groſſes pluyes . Le *greco* & le *maeſtro* ſes deux latéraux ſont eux-mêmes très - pluvieux . Il doit paraître bien ſingulier que le boréal qui eſt un vent haut & ſec , ayant à traverſer une zône aride & à franchir une grande étendue de monts ſourcilleux , ſoit icy le conducteur des nuages & verſe l'eau à torrens ; l'auſtral au contraire, vent bas & humide chargé d'eau dans ſon paſſage ſur les mers Méditerranée & Adriatique, eſt le moins propre à améner les pluyes . Cette contradiction aparente s'explique par une obſervation curieuſe. C'eſt un fait conſtant que dans la Marche Trevigiane les vents de ſud & les latéraux précèdent invariablement la pluye de quelques jours & qu'ils ne la donnent point immédiatement . Mais dès qu'ils ſe taiſent & que le boréal occupe le ciel , les nuages s'entaſſent profondément & les pluyes commencent . D'un autre côté il n'eſt pas moins certain qu'il pleut beaucoup moins en Dalmatie que dans les plaines Lombardes & Venitiennes . Ces deux faits poſés conſidérons l'air auſtral ſaturé de vapeurs allant fraper les Alpes qu'il ne peut franchir. Là les nubécules arrêtées ſe confondent & ſe renforcent , les vapeurs aqueuſes ſe condenſent par le froid, & ſe forment en épaiſſes nuées, au même inſtant peut-être le feu électrique ſouſtrait des nuages par les pointes , les pics , les maſſifs d'arbres des montagnes concourt puiſſamment à la reduction des vapeurs à la forme fluide. Les nuages ainſi raprochés ſont fortement réfléchis avec les vents dans leur heurt contre l'énorme obſtacle qui s'oppoſe à leur paſſage . Il eſt probable que violemment repercutés par les Alpes ils ſe réfléchiſſent ſuivant deux directions déterminées par les deux chaînes du Frioul & de l'Apennin , à droite & à gauche du golphe Adriatique. Vraiſemblablement ils éprouvent encore pluſieurs chocs & pluſieurs repulſions qui leur prêtent l'aparence du boréal & de ſes collatéraux . Cela paraît fi vrai que fous l'influence du nord légitime, du véritable nord, l'atmofphère eft sèche, le ciel bien découvert & le mercure élévé dans le baromètre. Le nord qui amène les grandes pluyes n'eft donc qu'un faux nord, c'eft l'auftral réfléchi. Le nord-eft eft le plus procelleux de tous les airs de vent. Le nord-oueft femble particuliérement conducteur des nuées orageufes; l'électricité atmofphérique fe manifefte rarement d'une manière forte en fon abfence. Au refte ces deux vents eux-mêmes ne font que des fud-eft & des fud-oueft réfléchis. Quelquefois ils fe combinent avec les vrais feptentrionaux qui les repouffent avec véhémence & ajoutent leur effort à celui du choc des montagnes: delà ces furieufes bourafques, ces tempêtes effrayantes qui boulverfent l'atmofphère. Les vents auftraux font humides, chauds, infalubres, rarement pluvieux par eux-mêmes, mais toujours conducteurs des vapeurs aqueufes qui fourniffent les pluyes. Ils foufflent des baffes régions, femblent rafer la terre & en dégager les exhalaifons dont ils font les véhicules & les torrens. Ces vents nuifibles aux corps organiques font encore doués de la puiffance de favorifer & d'accélérer la décompofition des fubftances minérales. Sous leur domination le mercure baiffe dans le baromètre & les hygromètres marquent l'humide. Ils règnent affez conftamment en été & donnent lieu à des chaleurs étouffantes & à des épidémies dangereufes.

Je ne ferais pas éloigné d'adopter la même diftinction des vents d'ou-eft en ponent vrai & ponent de réfléxion. Cet air eft icy très-inégal dans fes influences: le plus fouvent il eft nebuleux, quelquefois même pluvieux avec bourafque. Si l'on fait attention que dans les plaines de Lombardie, à Pavie notamment, l'ou-eft eft décidément le précurfeur & le figne des belles journées, qu'il parcourt d'ailleurs une vafte étendue de terres & de montagnes, nous ferons portés à admettre conftamment fon caractère fec & tempéré. L'air de vent qui ment l'oueft & traîne les gros nuages à fa fuite, n'eft donc qu'un fud-eft réfléchi par les Alpes Tyroliennes. L'eft fe montre légérement humide, peu nebuleux, très rarement pluvieux: cet air eft un des plus fains de l'horizon. Tels font les vents qui règnent à Padoue; tel eft leur ordre de retour & de domination; telles font leurs influences. Il ferait curieux de déterminer maintenant leurs périodes plus ou moins **fixes** , leur allure regulière dans le cercle des faisons , les phénomènes qu'ils prefentent dans leurs raports avec la médecine , l'agriculture & la navigation ; mais ces vents font hors de mon objet & me porteroient trop loin .

Les faifons ont chaque année en ce climat un caractère de conftance & d'uniformité affez général . L'hyver eft la faifon la plus sèche , l'automne eft le temps des pluyes : le printemps eft humide ; l'été offre un terme moyen entre la fécherefle & l'humidité . C'eft fous le figne de la balance que l'on obferve les pluyes les plus abondantes, fous celuy du taureau que l'on trouve le plus grand nombre de jours pluvieux : les gemeaux & le fcorpion font encore des fignes humides : enfin le fecond mois d'hyver eft le période le plus fec ; le 1er & le 3e ne diffèrent de celui-cy que par leurs dégrés moins marquants . Il réfulte du tableau total des jours pluvieux & de la mefure des pluyes pendant les foixante-douze dernières années, qu'il eft tombé à Padoue 2552 pouces d'eau dans cet efpace de temps, c'eft-à-dire, 212 pieds de France : la mefure moyenne pour chaque année s'élève à 34 pouces environ . L'illuftre Toaldo auquel on doit ce calcul , démontre que les pluyes augmentent très-fenfiblement depuis 1770 . En effet dans les vingt premières années du tableau le nombre moyen des jours pluvieux par an égalait 105 : de 1770 jufques en 1779 la moyenne était $=$ 130 dans le même intervalle de douze mois . Cette différence de $\frac{5}{1}$ préfente un phénomène tellement remarquable qu'il mérite d'être éxaminé . Les pluyes au refte ont une influence diverfe felon les divers périodes des faifons . Celles du printemps promettent l'abondance, celles d'hyver font nuifibles : les petites pluyes d'été qui fe foutiennent plufieurs jours avec un ciel nébuleux , rejouiffent le laboureur par le bienfait de leur impreffion ; les groffes & les orageufes auxquelles fuccède un foleil ardent, ont des effets funeftes .

D'après les obfervations de Morgagni & de Toaldo, la Brente a donné en quarante ans cent-quarante-cinq crues. Les maffes d'eaux élévées tout-à-coup au deffus de leur niveau ordinaire fe nomment brentanes . Elles font notées en général comme très confidérables ; de vaftes campagnes furent inondées. Les fignes d'automne préfident le plus communément aux grandes crues ; ceux du printemps ne font guères moins formidables . Dans le même cours de quarante ans il s'eſt manifeſté 1095 gros orages; ſomme qui par année fournit 27 pour moyenne. On doit ſurtout redouter le mois de juin qui s'annonce par les grèles & les météores ignés. Les jours de neige égalèrent 200; c'eſt-à-dire en prenant la moyenne, que nous avons cinq jours neigeux à l'année.

A' trente piés à peu près au deſſus de la Brente la hauteur moyenne du mercure dans le baromètre eſt de 27 p., 11 l., 6 de Paris ſelon les obſervations du marquis Poleni : mais d'après les éxactes recherches de Toaldo il paraît bien déterminé que le mercure au niveau de l'Adriatique marque 28 p., 2 l., d'où l'on tire la hauteur pour Padoue $=$ 28 p., 1 l., 5 à quinze pieds au deſſus de la Brente . La plus grande élévation du mercure notée par le marquis Poleni égale 28 pouces, 9 l.: le plus grand abaiſſement ſe trouve à 26 p., 9 l., 2 : on a donc déjà pour champ de variation une échelle de deux pouces . Mais ce champ s'eſt évidemment accru puiſqu'on a obſervé le mercure à 28 p., 10 l., 3. En général c'eſt dans les mois d'hyver que l'on remarque la plus grande hauteur du baromètre & ſes variations extrèmes. Il paraît que les heures de la nuit le font légérement monter. Les tables très curieuſes & très ſoignées du docteur Chiminello indiquent ces changemens avec la plus grande fineſſe de détails . Elles font voir que le mercure depuis minuit juſqu'à ſix heures du matin baiſſe progreſſivement; que vers le point de la journée il ſe relève par dégrés juſqu'à midy . De midy à ſix heures & de ſix heures à minuit il tient à peu près la même allure que pour les heures du matin, en conſidérant que le plus grand abaiſſement tombe toujours vers les trois, quatre & cinq heures du ſoir. L'élévation du mercure dans le baromètre croiſſant évidemment dans les dernières années, on en infère une augmentation manifeſte du poids de l'atmoſphère. Il réſulte encore des tables de Toaldo que le baromètre reçoit des altérations bien marquées ſous l'influence des différens points lunaires qui ſemblent exactement correſpondre au flux & au reflux de la mer & découvrir l'éxiſtence & l'état des marées atmoſphériques.

La température de toute la marche Trevigiane eſt ſujète à de grandes inégalités . Les paſſages bruſques du tempéré au froid vif & de celuicy à la chaleur ſiroccale ſont fréquens . Il eſt rare aux jours ardens de l'été que

le thermomètre de Réaumur passe le 25e dégré, quoique
on l'ait vu monter à 28. Il est de même peu ordinaire
qu'il descende beaucoup au dessous du 10e. Les calculs
météorologiques de Poleni attestent avec évidence que de
l'an 1725 jusqu'en 1755 la température moyenne de Padoue était exprimée par le treizième dégré du thermomètre de Réaumur. Mais les tables postérieures de Toaldo démontrent que ces resultats ont changé dans l'intervalle de temps compris entre les années 1761 & 1786 :
car la moyenne égalait à peine à cette dernière époque
le dixième dégré du même instrument. Un tel phenomène conduit à penser qu'il éxiste véritablement une diminution de chaleur sensible. Non qu'il ne se présente des
jours d'été aussi chauds que dans toute autre année, mais
calculant chaque jour le dégré de chaleur pour en obtenir
au bout de l'an une somme totale, on s'aperçoit que cette
somme decroît manifestement chaque année, surtout si
l'on étend ses observations sur un long espace de temps.
Il en est de ce point de physique comme de plusieurs autres que l'on ne fait qu'entrevoir. Tels sont ceux de
l'augmentation du poids de l'atmosphère, de l'analogie
des marées aëriennes avec les flux & reflux pelagiques,
de l'état croissant des pluyes, des jours nebuleux, des
orages, des vents, des ouragans, des grèles; tels sont les
phenomènes de la plus fréquente aparition des constitutions épidémiques pernicieuses, des nouvelles maladies,
de la diminution dans les produits de la terre & de la
moindre longévité des espèces. C'est à l'expérience & à
l'observation de nous montrer quels sont les calculs, quels
sont les faits & les découvertes qui fondent ces vérités
que l'on commence à pressentir. L'étude de la météorologie me paraît devoir repandre de grandes lumières sur
ces utiles recherches. Nous devons déjà beaucoup à la
culture de cette science si difficile par la ténuité prodi-
gieuse des détails qu'elle commande, & tout nous porte
à espérer que nous en retirerons encore de plus solides
avantages.

La déclinaison de l'aiguille aimantée devient tous les
ans plus forte & plus remarquable à Padoue. Nous n'en-
tendons point icy parler des variations diurnes, ny des
oscillations qui se manifestent dans le temps des orages
& pendant les aurores boréales, il s'agit de la déclinaison
de la boussole qu'il faut savoir aprécier pour connaître le

vrai nord. Le marquis Poleni détermina cette déclinaison en 1730 & la trouva de treize dégrés vers l'ou-est. L'épreuve fût repetée en 1770 avec quatre boussoles différentes sur une bonne méridienne , & la déclinaison fût estimée de seize dégrés au couchant . En juillet 1784 on chercha par les mêmes procédés à la déterminer de nouveau ; elle se portait à 17 dégrés 15 minutes : enfin dans le mois de juin 1796 elle était de 18 dégrés, 19 minutes & démie . Il est donc démontré que l'aiguille aimantée se détourne du nord vers l'ou-est à peu près de quatre minutes & démie chaque année . Cet état de la déclinaison est probablement le même pour toute l'Italie.

L'atmosphère de Padoue est composée des gaz permanens qui constituent l'air respirable , des vapeurs aëriformes qui s'élèvent de la surface de la terre ou des abîmes souterrains & peut-être des méfites que les vents austraux aportent des régions du midy. Le raport des deux fluides élastiques constituant l'air respirable s'exprime par la proportion :: 79 : 20, ou à peu près :: 4 : 1. Le célèbre Spallanzani m'a dit plusieurs fois qu'il s'était fort étonné dans ses premières expériences de découvrir partout le même phenomène . Les plus habiles chymistes ayant coutume d'indiquer la proportion :: 72 : 27, pour éclaircir ces doutes, il multiplia les épreuves en Lombardie, à Mantoue , à Modène & sur les penchans de l'Apennin : ses recherches luy présentèrent toujours le raport de 4 à 1. Il s'impatientait enfin & commençait à accuser l'inéxactitude de son instrument , ou l'oubli de quelque circonstance majeure , lorsqu'il aprit que Giobert savant chymiste de Turin auteur de l'eudiomètre dont il faisait usage , se rencontrait parfaitement avec luy pour les resultats . Spallanzani alors n'hésita plus à admettre dans l'instrument de Giobert de la fidélité : il est porté à croire en conséquence que l'eudiomètre avec lequel il a opéré, est d'une justesse plus rigoureuse qu'aucun autre, & que la proportion de soixante-dix-neuf parties d'azote sur vingt d'oxygène est celle qui s'aproche le plus de la véritable composition de l'air respirable. Après tout il observe qu'il n'est luy même rien moins que parfait & que nous sommes encore loin de la précision mathématique. En effet l'eudiomètre placé au milieu des marais de Mantoue & sur les collines de Verone a marqué & maintenu sans aucune variation sensible un seul & même raport . Ce-

pendant nos fens nous atteftent l'éxiftence des gaz pålu-
deux mêlés en quantité notable dans l'air de Mantoue.
Si les vapeurs, les méfites & les contagions éludent l'a-
ction de l'inftrument, il faut avouer que nous poffédons
en luy un moyen aûez inéxact de s'aûurer de la préfence
des gaz & de la falubrité de l'atmofphère. Quoiqu'il en
foit nous ne devons pas défefpérer de trouver un jour la
manière de coërcer, de faifir & d'éxaminer ces fubftances
qui apartiennent aux infiniment petits. La phyfique a
déjà tenté quelques heureufes expériences fur les gaz des
marais : c'eft aux médecins météoriftes à reprendre le
travail & à fuivre ce rameau intéreffant des influences
atmofphériques.

L'atmofphère eft expofée à fubir des viciffitudes plus
ou moins rapides, des boulverfemens plus ou moins dura-
bles, plus ou moins réguliers. Une infinité de circonftances telles que les divers courans de vents, les différentes
températures, les accidens des pluyes, des nuées, du dé-
gagement des vapeurs, de la formation & de la combinaifon des fluides élaftiques, les balancemens, les éruptions, l'accumulation & les explofions de feu électrique,
les caufes cofmiques peut-être, les grandes altérations qui
femblent fuivre les filygies & les quadratures de la lune,
le mouvement des marées aëriennes & mille autres phénomènes donnent naiffance aux bourafques, aux orages,
aux temps procelleux & aux autres perturbations confidérables du ciel. Le printemps eft furtout la faifon dans la
Marche Trévigiane où ces changemens fe manifeftent le
plus fouvent & avec plus de véhémence. Tout confidéré
l'air de Padoue eft affez fain ; l'hygromètre démontre
qu'il eft peu humide & je le regarde comme peu chargé
des fluides élaftiques paludeux dont les grands foyers font
éloignés de plufieurs lieues.

L'eau dont on fe fert à Padoue pour les ufages de la
vie eft en général mauvaife. Cependant on doit diftinguer
l'eau de la Brente de l'eau putéale. La première fe charge
de filice & d'une alumine très divifée & refte trouble
même dans les longs calmes. En cet état elle n'eft pas
bonne à boire. On la laiffe dépofer fa filice fine & on
la filtre au fable : ainfi filtrée elle offre une liqueur falubre & agréable. L'eau de puits eft d'un goût légérement
âcre & très bulleufe : elle diftend l'eftomac & trouble la
digeftion : elle cuit mal les légumes & décompofe le favon

qui forme fur le champ avec elle une maffe d'épais floc-
cons. Le carbonate & le muriate calcaires font les deux
fels dominans que l'analyfe chymique y découvre. Il ferait
à fouhaiter que la méthode du filtre univerfellement adoptée chez les citoyens aifés fût plus repandue dans la
claffe indigente du peuple. Je remarquerai que la coutume
de boire l'eau de puits s'eft établie moins par la difficulté
de fe procurer le vafe deftiné à fervir de filtre que par
cet efprit de négligence & d'abnégation trop ordinaire
au pauvre qui à des privations multipliées & infurmon-
tables en ajoute une foule de volontaires. Comme cette
négligence influe beaucoup fur la fanté, il apartient aux
médecins & aux magiftrats d'en faire connaître le danger. Aucune mefure de police médicale ne paraît com-
mandée plus impérieufement.

Padoue poffede des eaux minérales qui jouirent d'un
très grand dégré d'eftime dès la plus haute antiquité. A
cinq milles fud-oueft de la ville on rencontre Abanon re-
nommé par fes thermes & célèbre par la naiffance de
Tite-Live. Ce petit village fort d'une vingtaine de toits
ruftiques eft fitué dans une belle plaine au pied des collines Euganées. Les maifons de campagne, les palais, les
jardins délicieux qui couvrent la terre d'Abanon ajoutent
au charme du coup d'œil & à l'heureufe compofition du
lieu. C'eft là qu'éxiftent les fameufes fources d'eaux thermales qui attirent tous les ans une multitude d'étrangers.
Les étimologiftes pretendent que la parole Abanon vient
d'un mot grec qui fignifie *fans douleur, fans fatigue*. En
effet les chroniques les plus anciennes de même que les
poëtes latins fe fervent du mot *Aponus* dont on a fans
doute fait Abanon dans les fiècles plus modernes. Les fau-
teurs de cette verfion fe fondent d'ailleurs fur une vieille
tradition qui raporte que Hercule revenant de l'expédition contre Gerion qu'il avait tué en Efpagne, conduifit
les troupeaux de bœufs enlévés à l'ennemi dans les monts
Aponez. Frapé de la beauté du ciel & de la fertilité
du fol, il s'y arrêta & bâtit un temple qu'il dédia à
Gerion vaincu. Le nom d'*Aponus* femblerait donc avoir
été choifi pour confacrer à jamais la mémoire du repos
d'Hercule dans les champs Euganés. Quoiqu'il en foit les
bains d'Abanon furent très frequentés & très vantés par
les anciens. Lucain, Claudien & Martial en parlent avec
éloge en plufieurs endroits de leurs ouvrages. On voit

auſſi par la lettre de Théodoric roy des Oſtrogoths à Luigi architecte de Padoue, quelle ſollicitude & quel intérêt preſſant ce prince manifeſta pour le retabliſſement des thermes. Ce ne fût que dans le quatorzième ſiècle que les médecins commencèrent à écrire ſur les vertus médicales des eaux aponèſes & ſur leur adminiſtration. Jacques Dondi premier auteur connu qui ait traité ce ſujet publia quelques idées très inéxactes ; ſon fils les rectifia. Pluſieurs ſavans médecins tels que Savonarola, Montagnana , & Louis Paſino firent en différens temps l'hiſtoire des mêmes thermales . Cependant en 1554 on s'aperçut que leur crédit était tout-à-fait tombé . L'univerſité de Padoue empreſſée d'y rapéler la ſplendeur choiſit dans ſon ſein trois profeſſeurs diſtingués qu'elle chargea de rechercher les cauſes de la défaveur & de propoſer les meſures d'utilité & les projets d'embelliſſement dont le local était ſuſceptible . Cette miſſion fut très peu avantageuſe à la proſpérité d'Abanon : dans le raport qui la ſuivit on ſe fonda ſur un texte d'Hippocrate & l'on pretendit que l'uſage des eaux minérales artificielles était préférable aux eaux priſes à leur ſource . Le diſcrédit croiſſait enfin lorſque Fallope, le Baccio, Maſſaria, Graziani & Bertozzi relévant les erreurs de leurs devanciers émirent des opinions plus favorables : le tableau qu'ils donnèrent des ſuccès multipliés des thermes fut ſi ſéduiſant que la première vogue reprit avec chaleur & l'affluence des étrangers y devint conſidérable . En 1768 le gouvernement Venitien envoya le docteur Mingoni à Abanon pour diriger l'adminiſtration des eaux minérales & donner aux malades tous les ſecours qui dependent de la profeſſion. Depuis quelques années le médecin Mandruzzato chymiſte diſtingué & habile phyſicien y a été placé dans les mêmes vues.

Les collines Euganées ſont ſi fécondes en eaux minérales qu'il ſuffit d'ouvrir la terre à quelques mètres de profondeur pour faire jaillir une ſource. Une deſcription lithologique bien éxacte de ces monts , eclairée par certains aperçus géologiques, ſerait auſſi curieuſe qu'intéreſſante: elle jetterait beaucoup de jour ſur leur origine & leur formation moderne,& ſervirait enfin de complément à l'analyſe chymique de leurs eaux. Quoique le beau ſujet ne ſoit pas compris dans mon plan, j'en dirai un mot *di volo*. Les collines aponèſes probablement ſemblables par

leur

leur bafe diffèrent dans les divers points de leur hauteur
par les ftratifications qui revêtent le mont primitif &
par mille accidens dus aux éboulemens, aux tremblemens
de terre, aux décompofitions &c. Icy gîfent des couches alumino-calcaires, là des porphirites qui fe décom-
pofent: dans un endroit ce font des mélanges de granit,
de porphirites, de pierres calcaires & argileufes: dans un
autre ce font des bancs de carbonate calcaire avec des
filex, des petrofilex & des coquillages turbinés. Les penchans échauffés par le midy font couverts d'une terre cul-
tivable qu'on a coutume de prendre pour une lave pulvé-
rifée. Parmi les pierres qui s'offrent à la vue le plus
communément on diftingue des fragmens alumino-calcaires difpofés par veines, des marbres de plufieurs fortes,
des zéolites, des filex, du petrofilex, du jafpe, du fchifte
micacé, des porphirites, du bafalte, du gneiff, du granit
&c. On s'arrête principalement à confidérer des maffes énormes de porphirites qui dans leur coupure perpen-
diculaire affectent la figure de colonnes d'un nombre de
côtés peu conftant: ces maffes font apélées colonnes bafaltines. On attribue généralement la formation des
blocs rompus en fragmens colonnaires à l'action des feux
fouterrains; on les regarde comme des laves véritables
& de leur témoignage on déduit fans héfiter l'ancienne éxiftence des volcans au milieu des collines Euganées. Quelques morceaux de bafalte repandus en affez
petite quantité viennent encore renforcer cette opinion.
Je penfe qu'une légère attention & un éxamen plus reflé-
chi dans l'éloignement de toute prevention diffiperaient fans
peines des idées qui me paroiffent manquer de fondement
& de vraifemblance. J'ai obfervé avec le docteur Mandruzzato que l'on n'anerçoit nulle part aucune difpofition
du terrein qui reffemble au cratère des volcans. Je dirai
plus, tout ce que j'ai vu n'a aucune aparence de produits
volcaniques. Ce que l'on nomme laves, pumex, colonnes
bafaltines n'eft autre chofe que le porphire argileux en
décompofition. Cette roche n'a rien de fpongieux ny de
vitriforme: elle n'indique aucune impreffion par le feu.
Son ciment eft alumineux & fes points globulaires pulvé-
rulens font du feld-fpath altéré. On ne peut s'y mépren-
dre: il faute aux yeux que les vides qui fe préfentent ne
font point les pores des pumex, mais des espaces réguliers
répondant parfaitement à la forme du criftal qui s'émie.

Cela eſt ſi vrai qu'on ſuit ſouvent avec le même fragment détaché de la roche tous les périodes de la décompoſition : ſur un bord le feld-ſpath eſt déjà diſparu en entier, ſur un autre il s'eſt conſervé à moitié & réſiſte encore; ailleurs enfin il eſt intact & dans ſon intégrité. Ces prétendues laves n'atteſtent conféquemment point une origine volcanique : un grand nombre d'indices très concluans menent au contraire à ſoupçonner que les collines Euganées doivent à l'eau une partie de leur formation. En effet il eſt probable que la pâte fût fluide dans un temps, que par l'évolation de l'eau les élémens du feld-ſpath diſſéminés ſe réunirent en criſtal : mais le progrés du deſſéchement produiſit du retrait dans le ciment argileux qui ſe rompit en fragmens priſmatiques : chacun de ces fragmens réduits à une plus petite maſſe ſubit une nouvelle perte d'eau & prit un retrait plus conſidérable : l'élément alumineux dut donc abandonner le feld-ſpath au contact de l'air & de l'eau : delà la décompoſition.

On n'eſt pas mieux fondé à donner à notre baſalte une origine volcanique. Quoiqu'on ne puiſſe nier que certaines laves en revètent pluſieurs caractères extérieurs, il demeure aujourd'huy reconnu que le baſalte ſoit priſmatique, ſoit articulé, ſoit globuleux ou courant en filons, ne paraît point être le produit des feux ſouterrains. Tous les phenomènes apuyent cette théorie. 1.º L'aſpect, le tiſſu, la caſſure, le réflet, la figure, le poids, le froid, n'indiquent aucun dégré de fuſion. 2.º Le baſalte n'a point une texture homogène, il contient ordinairement beaucoup de horn-blende. 3.º Il eſt fuſible *per ſe* à un feu modéré : en quelques endroits on s'en ſert comme de flux pour fondre les mines de fer, en Hongrie on en fait un beau verre noir. 4.º Il forme des montagnes de pluſieurs lieues d'étendue dans des pays où l'on ne découvre aucun veſtige de volcans. 5.º Enfin l'on a derniérement rncontré en Suède une mine de charbon entre deux énormes maſſes de baſalte. Etayé de ces faits inconteſtables, inſtruit par une multitude de circonſtances priſes du lieu même, s'il falait adopter une opinion ſur l'origine des monts Euganés, je ne balancerais point à l'attribuer aux antiques révolutions diluviennes.

C'eſt du ſommet du Montiron que jailliſſent par de petites ouvertures les ſources d'eaux minérales qui fourniſſent les bains d'Abanon. Ces eaux ſont claires, limpi-

des, d'une faveur falée , légérement amère & nauféeufe.
Leur péfanteur fpécifique s'exprime par 0,0003. Leur température diffère felon les lieux & la profondeur des refervoirs. Elles marquent depuis le 24e jufqu'au 80e dégré du
thermomètre de Réaumur . Il s'en degage un gaz abon-
dant d'une odeur de fulfure . Cette eau confervée dans
un vafe bien bouché retient toutes fes qualités phyfiques
& médicales ; mais foumife au contact de l'air atmofphérique elle perd fon gaz & avec luy une partie de fes
propriétés caractériftiques fans que fa limpidité foit aucu-
nement altérée . Les plantes qui vivent au milieu des
émanations gazeufes fur le terrein brulant qui avoifine
les fources & les refervoirs , font entre autres l'arenaria
rubra, le juncus acutus, des lotus, des ononis, l'althæa :
parmi les graminées, des panicum, des poa, des bromus,
dactylis &c., quelques filymbrium parmi les tétradinames.
Les baffins au deffous de 40 dégrés de température entre-
tiennent des tremelles & des conferves . Enfin le turbo
thermalis de Linné habite ces eaux lorfque leur chaleur
n'excède pas trente-cinq dégrés ; pour l'ordinaire le tefta-
cé univalve fe plaît davantage dans les ruiffeaux prefque
froids . Le fond des refervoirs porte une couche épaiffe
d'une fubftance jaune-rouge qui naguère était reputée un
oxyde jaune de fer . Il a été démontré par l'examen a la
loupe & par l'analyfe chymique que cette matière jaune
eft prefque entiérement due aux tremelles, byffus & conferves qui en fe décompofant fe réduifent en une poudre
fine & fe précipitent au fond du baffin . L'acide gallique
& le pruffiate de chaux n'y manifeftent point la préfence
du fer en quantité notable : cependant en plufieurs endroits on reconnaît ce métal d'une manière très-prononc-
cée . Une telle circonftance doit fans doute être attribuée
au paffage des eaux fur un fol riche en particules de fer.
Les longues pluyes au furplus , ny les féchereffes les plus
foutenues n'altèrent point leurs propriétés phyfiques &
chymiques : leur hauteur demeure de même invariable.

Mandruzzato favant médecin de Padoue envoyé par
le gouvernement pour préfider à l'adminiftration des bains
d'Abanon a donné une bonne analyfe de ces eaux . La
méthode par les réactifs luy a offert les réfultats fuivans :
les eaux aponèfes rougiffent très fenfiblement les couleurs
bleues-végétales ; elles ne reçoivent aucun changement remarquable par les acides pruffique & gallique : examinées

par les diſſolutions de nitrate d'argent & d'acétate de plomb, elles fourniſſent après quelques heures un précipité noir : celle de nitrate de mercure forme un précipité blanc . L'acide ſulfurique n'y produit aucune altération perceptible . Cependant le ſulfate de fer ſe précipite ſur le champ en oxyde jaune : la diſſolution de muriate de barite en dégage une poudre blanche : l'ammoniaque les trouble & manifeſte en quelques minutes un ſédiment blanc ; l'eau de chaux y fait ſoudainement paraître un précipité conſidérable de la même couleur . Le gaz enfin qui s'élève des eaux conſère une légère teinte de rouge aux couleurs bleues végétales , précipite l'eau de chaux, colore en brun les lames d'argent expoſées à ſon action & repand une odeur très décidée de ſulfure . Dans ſon premier état il n'eſt propre ny à la combuſtion , ny à la reſpiration , mais dès que l'eau de chaux l'a depouillé de ſon gaz acide-carbonique il brule un inſtant avec une flamme jaune-faible . Il eſt peu diſſoluble dans l'eau pure, communique peu d'odeur à ce fluide & preſque point de ſaveur . Après avoir procédé par les réactifs & par la méthode de l'évaporation , on trouve définitivement que chaque livre d'eau à la température de ſoixante-dix dé-grés ou à peu près contient :

Gaz-hydrogène ſulfuré,   { quantité
hydrogène-carboné, { indéterminée.
carbonate de chaux,   grains 3 ¼ .
ſulfare de chaux,   grains 8
muriate de ſoude,   grains 18 ⅖ .
muriate calcaire,   grains 2

Il s'eſt gliſſé dans cette analyſe quelques inéxactitudes que j'ai communiquées au chymiſte de Padoue ; ce judicieux auteur s'en était déjà aperçu . Je ne ſuis point d'ailleurs tout-à-fait de ſon avis ſur la nature du fluide gazeux diſ-ſous dans les eaux d'Abanon . Il prétend le déſigner par le ſimple nom d'hydrogène-carboné & doute fortement de la préſence du ſulfure: un des motifs qui le fondent ſur-tout à ne point admettre ſon exiſtence , c'eſt qu'il n'a rien vu ſur le filtre qui porte les caractères du ſoufre con-cret . Mais 1.º cette raiſon n'eſt point déciſive , & les phénomènes du précipité noir par les nitrates de lune &

de plomb , la coloration des lames d'argent & l'odeur vive du fulfure atteſtent aſſez d'un autre côté l'action du
gaz fulfuré . Le feul hydrogène-carboné ou gaz des marais
ne pofsède point éminemment de femblables qualités .
Mandruzzato n'eſt guères plus traitable lorſqu'il s'agit de
tenir compte de certaines parcelles de fer que l'on obſerve quelquefois dans nos thermes . Au reſte quoiqu'il femble qu'on entrevoye dans cette analyfe un peu de prevention contre le gaz fulfuré, peut être même contre le fer
qu'on regardait vulgairement comme les minéralifateurs
des eaux aponèfes , ce travail naiſſant eſt fort bien fait
& mérite d'être continué avec foin .

Les boues d'Abanon ne font point des dépôts fpon-
tanés des eaux minérales ; elles apartinrent aux vafes
des foſſés voifins dont on les tira pour en revêtir le fonds
des refervoirs . Les boues artificielles font d'un gris-ob-
fcur, d'une forte odeur de fulfure , d'une température de
30 à 50 dégrés; leur aggrégation eſt liante , leur toucher
eſt mou, leur afpect eſt gras & favonneux. Elles fourniffent les mêmes principes que le fluide déjà analyfé : leur
excès de gaz hydrogène conſtitue néanmoins une différence aſſez fenfible. Les boues donnent en outre de la filice ,
de l'alumine, des débris organiques , beaucoup de dépouil-
les du turbo thermalis , quelques particules de fer & une
matière extractive abondante.

Les eaux d'Abanon font doucement ſtimulantes , fon-
dantes , diaphorétiques , légérement purgatives felon les
circonſtances combinées & de l'état des malades , & de
la manière de les adminiſtrer . Elles font très recommandables dans les engouemens des vifcères abdominaux, dans
plufieurs maladies du poumon , dans les affections cuta-
nées, dans les douleurs chroniques des articulations: elles
ont été confeillées & avantageufes dans le tabes des organes glanduleux & dans certaines paralyfies . Leur ufage
eſt intérieur ou dirigé extérieurement. Le bain convient
mieux dans les maladies de la peau & des articulations;
l'employ intérieur a principalement paru utile dans les
maux du tube inteſtinal, du foye, des reins , de la veſſie
& dans les altérations du ſyſtème limphatique. Outre les
puiſſans fecours qu'offrent les propriétés médicales vraie-
ment énergiques des thermes , la douceur du climat , la
beauté du pays & l'affluence des étrangers préfentent mille agrémens qui font à aprécier. Enfin les dyfpepfies , les

melancolies, les dégoûts apathiques, les mornes langueurs à la suite des chagrins trouvent dans les vertus bienfaisantes des eaux & dans la gaieté Venitienne des remèdes précieux & de salutaires diversions.

Le territoire de Padoue est pour la fertilité comparable aux plaines de Lombardie. Son sol est composé d'une alumine très-déliée, d'un sâble très-fin & d'un humus végétal dominant. La culture des terres s'exécute avec soin : il en est peu qui ne reçoivent chaque année plusieurs fois la charrue ; les graines céréales qu'on leur confie sont le froment, le seigle, le bled de turquie, l'orge & l'avoine. On y cultive aussi le chanvre & le lin. Les arbres qui couvrent les campagnes sont des ormes, des saules, des muriers, des peupliers & des érables. Les jardins fourniffent d'excellentes herbes potagères & d'affez bons fruits. L'art de conduire les eaux dans les lieux élévés, d'abreuver les terrains secs, d'entretenir partout un humide favorable, la méthode de l'irrigation enfin fi ufitée en Lombardie, ne fe pratique point icy. On sème peu de riz & l'on néglige volontiers le produit de cette recolte pour jouir d'un air plus falubre. Il en est de même des prairies qu'on n'inonde point à des époques fixes felon l'ufage du Milanèz. Cependant les foins font abondans, & leur qualité est en général beaucoup meilleure que celle des fourrages de Lombardie. Les près conftituent dans cette province la partie de l'économie rurale la plus négligée. On ne s'occupe point affez de multiplier le bétail : il paraît même que l'on a infenfiblement perdu ce talent autrefois très-vanté chez le peuple Patavin d'éléver les jeunes animaux qui font l'efpoir de l'agriculture & font la richeffe du laboureur. Le payfan est communément pauvre, mal vêtu & mal nourri. Le fpectacle de l'indigence au milieu des plus belles moiffons porte à l'ame un fentiment d'émotion & de trifteffe. Par quelle malheureufe combinaifon d'intérefts, par quels funeftes arrangemens, par quel cruel oubly cette intéreffante & laborieufe partie de la population placée fur une terre féconde est-elle donc vouée à la misère la plus deplorable ? la caufe est évidente. Les anciens patriciens pofsèdent prefque tout : ils donnent à un feul fermier une grande étendue de terres : ce fermier est un homme riche chez lequel on est fur de trouver dans tous les temps l'or deftiné à alimenter le fafte & la diffolution, à reparer les défordres de la prodigalité & de la folie . Mais celuyci reçoit à fa difcrétion le peuple des campagnes ; il règle très modiquement le prix de fes fueurs, il furveille fon travail & retire feul ainfi des profits immenfes , tandis que le pauvre laboureur brulé par le foleil dans les champs qu'il fertilife ne peut avoir l'efpérance d'un bénéfice légitime & n'aperçoit dans l'avenir aucune chance heureufe fur laquelle il fe repofe du foin de fa vieilleffe.

L'origine de Padoue remonte à une époque extrémement éloignée. Cette ville fût bâtie felon des traditions refpeçtables, par une colonie de Troyens 430 ans avant la fondation de Rome. Antenor & les reftes fugitifs des fujets de Priam abordèrent après deux ans de navigation dans l'ancien pays des Aborigènes . La contrée avait été envahie par les compagnons d'Hercule connus fous le nom d'*Euganei* qui en avaient chaffé les premiers habitans. Antenor s'y établit à fon tour par la force des armes: l'Ariofte a chanté cet établiffement dans fon beau poëme de Roland:

   „ Fra l'Adige e la Brenta a' piè de' colli
    „ Che al Trojano Antenor piacquero tanto ,
    „ Con le fulfuree vene e rivi molli ,
    „ Con lieti folchi e prati ameni a canto ,
    „ Che con l' alt' Ida volontier mutolli ,
    „ Col fofpirato Afcanio e 'l caro Xanto.

Virgile faifant parler Venus décrit ainfi la fondation de Padoue :

Antenor potuit mediis elapfus Achivis
Illyricos penetrare finus, atque intima tutus
Regna Liburnorum, & fontem fuperare Timavi:
Unde per ora novem vafto cum murmure montis
It mare præruptum, & pelago premit arva fonanti.
Hic tamen ille urbem Patavi, fedefque locavit
Teucrorum, & genti nomen dedit, armaque fixit
Troia: nunc placida compoftus pace quiefcit.

Antenor après avoir élévé fa ville inftitua le nouveau peuple & le gouverna par des loix fages. Les jeux du cefte qu'il avait confervé des anciennes inftitutions de la Grèce étaient encore à Padoue en grand honneur du temps de Thrasèa Pætus . On ne fait plus rien depuis le premier âge jufqu'à la naiffance de Rome . On foupçonne pourtant que le peuple Patavin fe forma en République, & ne porta jamais le joug d'aucun maître . Les Padouans furent les amis fidèles & inaltérables des Romains même au milieu de leurs plus grands défaftres . Les Gaulois Se- nons conduits par Brennus s'étant emparés du Capitole , les defcendans d'Antenor exécutèrent en faveur de Rome une puiffante diverfion ; ils fe jettèrent dans les Gaules le fer & la flamme à la main . Les troupes Patavines combattirent fous l'aigle Romaine aux champs de Tela- mon & contribuèrent de la manière la plus remarquable à la defaite des Gaulois . Le capitaine de leurs milices fit encore, à l'horrible journée de Cannes, des efforts di- gnes de la poftérité . Tant de fervices, tant de témoigna- ges fignalés d'une étroite amitié excitèrent la reconnoif- fance de Rome: Padoue fût déclarée colonie de citoyens romains & infcrite dans la tribu Fabienne . Son gouver- nement changea à cette époque : elle eût pour magiftrat fuprème les decemvirs tirés des décurions; elle créa des édiles , des quefteurs, des cenfeurs & des augures : elle compte même entre les derniers un perfonnage fameux dont le nom devint immortel par la prédiction de la ba- taille de Pharfale: écoutons Lucain :

Euganeo, fi vera fides memorantibus, augur
Colle fedens, Aponus terris ubi fumifer exit,
Atque Antenorei difpergitur unda Timavi,
Venit fumma dies, geritur res maxima, dixit:
Impia concurrunt Pompeji & Cæfaris arma....

Vers l'an 401 de notre ère les peuples du nord commen- ceant à menacer l'Italie , Alaric mécontent de l'empe- reur Honorius traverfe la Pannonie , franchit les gorges de la Carniole & inonde avec fes Vifigoths le territoire de Padoue. La ville réfifta longtemps, mais enfin elle fût prife & brulée. Ses malheureux habitans fe fauvèrent au fein de la mer Adriatique & firent quelques établiffemens dans les petites isles des lagunes . Le roy barbare étend fes fuccès jufqu'à foumettre Rome qu'il faccage ; il y fixe le fiège de fon empire. L'ennemi éloigné, les peuples re- vinrent de leur effroy & relévèrent les murs de leur pa- trie. Les nouvelles incurfions des Vifigoths, des Huns &

des Erules amènent de nouveaux malheurs. Attila, Odoacre & Théodoric font tour à tour les maîtres du pays. Sous le règne de Théodoric néanmoins Padoue repara ses pertes & augmenta confidérablement fa population. L'eunuque Narsès, ce grand capitaine qui reconquit une vafte partie de l'empire d'occident, jugea Padoue propre à devenir place de guerre : il la fit fortifier avec foin. Elle fût fouvent l'objet de la follicitude des éxarques de Ravenne & fleuriffait déjà quand Alboin entra en Italie. Agilulfe roi des Lombards ayant des griefs terribles à reprocher aux Padouans, il prépare contr'eux une grande expédition. En effet la ville eft inveftie, affiégée, incendiée par les traits enflammés des Lombards : elle fe défendit toujours avec intrépidité ; la difette & la faim les derniers de tous les maux furent feuls capables de la mettre au pouvoir d'Agilulfe. Ce prince inéxorable la faccagea & la détruifit de fond en comble. Depuis cette fatale époque la province Patavine refta fous la domination des Lombards jufqu'à ce que Charle-Magne anéantit leur puiffance & fit Defiderius leur dernier roy prifonnier. Charle-Magne s'intéreffa vivement au fort de Padoue; il refolût de la rebâtir & de luy rendre fa première profpérité. Ses vues bienfaifantes fecondées par les travaux des habitans chez lefquels les calamités les plus horribles ne purent étouffer l'amour de la patrie, eurent tout le fuccès qu'on devoit attendre.

Cependant le royaume d'Italie paffant des princes Français aux Berengers, de ceux-cy à Othon le Grand & à fes fucceffeurs, toutes les villes qui avaient apartenu aux Lombards profitèrent avec enthoufiafme de la liberté que leur accordaient les empereurs d'Allemagne: chacune d'elles dans les actes publics prit le nom de commune, tira de fon fein des magiftrats pour gouverner, organifa une force armée & fit les alliances que luy fuggéra le befoin. Padoue au commencement du 11ᵉ fiècle était donc gouvernée par quatre confeils : le premier était compofé de feize membres ; on le nommait confeil des anciens. Parmi les anciens le fort défignait tous les quatre mois quatre magiftrats qui fe réuniffaient au podeftà pour être chargés de l'exécution des loix. On choififfait le podeftà hors du territoire; cette forme était de rigueur. Il était indifpenfable de prouver trente ans de domicile pour être habile à fiéger chez les anciens. Le fecond confeil avait quarante membres moitié nobles, moitié plebéïens; c'était l'affemblée des quarante. Les anciens ne pouvaient connaître d'aucun événement, délibérer fur aucun objet qu'il n'eût été au préalable débattu dans celuyci. Les fonctions des quarante expiraient de même au bout de quatre mois. La troifième affemblée qu'on apélait grand confeil fe compofait de quatre-cents citoyens moitié nobles, moitié plebéïens. Dans le grand confeil on élifait les magiftrats, on décidait de la paix, de la guerre & des alliances, on propofait les loix. Le 4ᵉ confeil enfin venait conftitué par la réunion de tous ceux qui avaient droit de fuffrage. Cette convocation du peuple avait rarement lieu : elle n'était pratiquée que dans les circonftances les plus difficiles & dans les dangers imprévus de la république. La conftitution libre des Padouans femblait devoir leur affurer une éxiftence heureufe, un état floriffant & un grand accroiffement de forces, mais fouvent l'infolence & le defpotifme des préfets impériaux paralyfèrent leurs mefures de gouvernement & étouffèrent les germes de leur profpérité & de leur grandeur : l'orgueil & l'audace de ces brigands étaient fans bornes & les magiftrats fans autorité.

On place vers cette époque l'aparition en Italie du fameux Ezzelino da Romano. Ezzelin fût le premier capitaine de fon temps : il joignit aux qualités perfonnelles les plus brillantes une ame forte qui l'éléva fouvent au deffus de la fortune. Il s'empara de Padoue par un coup de main fingulier qui marquait déjà les vues militaires profondes & un génie d'exécution qui luy était propre. Ezzelin prit au nom de l'empereur poffeffion de fa conquête. Les trames, les confpirations dont il fût bientôt l'objet, le délire du pouvoir & le défir d'affurer fa domination aigrirent & changèrent tout-à-coup fon généreux caractère: entouré de poignards, abhorré & fécretement profcrit, il ne garda plus aucune mefure, il s'abandonna à la fougue de la vengeance, fuivit un fyftème de tyrannie éxécrable & fût un des monftres les plus farouches dont on ait l'éxemple. Padoue voyait chaque jour tomber fur l'échaffaut fes plus illuftres têtes, lorfqu'enfin l'armée de la ligue entra dans fes murs l'épée à la main & en chaffa les milices d'Ezzelin qui s'obftinait alors à pouffer le fiège de Mantoue.

La province Patavine paffa des mains d'Ezzelin fous

la puiſſance des princes de Carrare . Les enfans de cette
maiſon y regnèrent près d'un ſiècle d'une manière aſſez
peu remarquable . Attaqués & vaincus par les Viſcontis
ducs de Milan ils furent retablis dans leurs droits par les
armes Venitiennes . Oubliant un tel bienfait , au mépris
de la foy des traités le dernier des Carrares lève le bou-
clier contre les Vénitiens naguère ſes apuys & ſes prote-
cteurs . Les troupes du parjure furent diſperſées ; il de-
meura dépoſſédé & les Padouans ſe ſoumirent de plein gré
à la république de Veniſe. La réunion des deux états eût
lieu l'an 1405. Depuis cette grande époque Padoue a toujours fait partie intégrante de l'empire Vénitien & fût
gouvernée juſques à nos jours non ſans quelques ſourds mé-
contentemens par l'ancienne olygarchie . Enfin les triom-
phes des français en Italie ayant favoriſé l'expanſion des
ſublimes ſentimens de l'homme libre , l'idole de Saint
Marc a été briſée, le coloſſe olygarchique s'eſt renverſé &
les deſcendans d'Antenor ſe font montrés dignes de leurs
ancètres .

Pendant que la partie de l'Europe la plus belle & la
plus populeuſe était toute entière livrée au génie des armes, tandis que la guerre ſemblait occuper ſeule l'eſprit
féroce des peuples, que les diſſentions civiles , les luttes
de la liberté contre la tyrannie, les rivalités, les haines
& l'aparition de ces nuées de barbares venus du nord al-
lumaient dans tous les cœurs la ſoif de la vengeance &
l'ardeur des combats, les ſciences & les arts avaient conſervé un aſile en orient , trois fameuſes écoles s'y ſou-
tenaient avec éclat, celle d'Athènes en Grèce , celle de
Rhodes en Aſie & celle de Beryte en Syrie . Ce fût à
l'entrée du 13ᵉ ſiècle que les mœurs perdant un peu de
leur rudeſſe les peuples & les princes tournèrent ſérieu-
ſement leurs vues du côté de l'inſtruction . En Italie on
vit naître preſque en même temps les univerſités de Bologne , de Piſe , de Pavie & de Padoue. Aucun monu-
ment, aucune loy , aucun réglement ne donnent la date
certaine de l'établiſſement de la dernière avant l'an 1260.
Cependant quelques traits recueillis des anciennes chroniques & quelques conjectures traditionnelles ne permettent
pas de douter qu'il ſe trouvait à Padoue un nombreux
concours d'écoliers dès 1222. Cette cité heureuſement
délivrée de l'atroce tyrannie d'Ezzelin vit ſon archi-lycée
prendre de la conſiſtance & de la faveur : la jeuneſſe y

accourût en foule . Les princes de Carrare femblèrent fixer les yeux fur cette école naiffante : ils travaillèrent à fon organifation , la dotèrent de grands privilèges, luy attribuèrent des fonds confidérables & ne négligèrent aucun foin, aucune démarche pour apéler dans fon fein les hommes les plus diftingués . C'eft ainfi que Jacques le jeune employa des moyens fi féduifans , fit tant de promeffes avantageufes & d'inftantes prières au célèbre Pétrarque qu'il attira à Padoue ce poëte immortel . Petrarque y enfeigna les belles-lettres: il rapéla le goût de l'éloquence latine & donna à la langue italienne une grace, un tour & une force inconnue jufqu'à luy . Le zèle toujours actif qu'il manifefta pour le fuccès des études & pour l'avancement des fciences luy mérita le glorieux titre de leur reftaurateur . Son nom marque une époque mémorable dans l'hiftoire de la littérature italienne . En 1405 l'empire des Carrares finiffant dans François le jeune, Padoue & fon univerfité reconnurent volontairement la fouveraineté de la république de Venife . Entre les conditions demandées on ftipula que les honneurs , droits , privilèges , immunités de l'archi-lycée feraient confirmés & maintenus . Venife trouva l'univerfité pauvre , elle l'enrichit : les profeffeurs enfeignaient dans des maifons petites & incommodes, elle leur fit élever un bel édifice qui fût terminé en 1552. Il eft d'ordre dorique au premier plan, le fecond eft ionique: c'eft l'ouvrage de Sanfovino.

Les difpofitions du fénat de Venife fe montrant toujours plus favorables à l'égard de l'univerfité, Daniel Barbaro & François Bonafede profitèrent adroitement de cette circonftance pour faire décréter la plantation d'un jardin de botanique . Le deffein en fût confié à Riccio (a) architecte de Padoue . Ce fuperbe jardin le premier qui ait été planté en Europe eft de figure circulaire. Son aire ceinte d'une belle baluftrade de marbre d'Iftrie porte 250 pieds de diametre . Elle eft divifée en quatre principaux compartimens & ornée de fontaines revêtues en marbre , de ftatues & de divers ouvrages allégoriques. On régrette de n'y point obferver de claffification : les plantes y font jétées comme au hazard , fans aucun ordre de famille ny de fyftème artificiel.

(a) Quelques-uns difent à Jerôme Porro.

L'école de Padoue peut s'enorgueillir d'un grand
nombre d'hommes célèbres qui l'ont illustrée . Tels sont
les Prosper Alpin, les Fracastor , les Fabrice d'Aquapen-
dente, les Fallope, Thomas Barthollin , Galilée, Sancto-
rius, Poleni, Vallisnieri, Morgagni, Donati, Marsigli &
Olivi . Le voyageur qui parcourt les salles du lycée s'arrête plein d'un respect silencieux sous ces voûtes antiques
où enseigna le grand Galilée . On aime à s'y représenter
l'astronome-philosophe sortant des prisons de l'inquisition :
c'est là le sol où'il frapa du pied en prononceant avec
l'accent de l'enthousiasme & de l'indignation ces paroles
d'une vérité sublime : ,, E pur si move ,, . L'université
compte aujourd'hui quarante-cinq professeurs dont plusieurs
sont marquans dans le monde littéraire . Les noms de
Toaldo, de Cesarotti un des plus beaux génies de l'Italie
ancienne & nouvelle, & de Caldani le vénérable succes-
seur de Morgagni, n'ont plus besoin d'éloges : les professeurs Comparetti, Gallini, Mandruzzato, Carburi, Bona-
to, Malacarne sont encore des savans estimables que leurs
talens placent à côté des premiers . Il faut cependant dé-
clarer que les erreurs & les vices dans le système d'en-
seignement & dans la distribution des chaires , que les
promotions sans choix d'hommes sans mérite, que les rigueurs inquisitoriales ont puissamment concourru à étouffer l'essor du génie, à entraver la marche des connaissan-
ces, à stériliser les esprits créateurs & à laisser enfin l'é-
cole de Padoue à un demi-siècle en arrière du vol des
modernes . Le magnifique sénat de Venise veillait avec
la plus tendre sollicitude sur la destinée de mauvais insti-
tuteurs de jeunes patriciens ; d'imbéciles protégés devenaient professeurs & on laissait languir dans l'oubly le mo-
deste homme de lettres qui n'avait d'autre recommanda-
tion que la célébrité de ses écrits . Avec cette plaisante
manière d'ordonner les choses on imagine aisément que
l'université prenait souvent une bigarrure ridicule , une
teinte gothique dignes des siècles de barbarie & d'igno-
rance. Je ne parlerai point au surplus des torts des préfets
Venitiens ny de l'ombrageuse ineptie des trois reforma-
teurs. Tout ce vieil édifice qu'on retouchait sans cesse &
qui se soutenait à peine , s'est enfin ruiné . Le comité
d'instruction publique vient de présenter au gouvernement
provisoire un nouveau plan d'études & un système d'ensei-
gnement fondé sur la seule utilité & l'impartiale raison.

On conçoit les plus heureuſes eſpérances de ce renouvéle-
ment . Que n'a t'on pas droit d'attendre en effet des lumières de Toaldo & de Cefarotti qui ont dû y préſider ?

Padoue conſervait encore dans les derniers temps ſon
académie delienne qui fût fondée au commencement du
17ᵉ ſiècle . Cette inſtitution avait pour objet l'éducation
militaire de la jeune nobleſſe . On y enſeignait l'équita-
tion, l'eſcrime, la tactique d'infanterie & de cavalerie,
les différens ordres de bataille, la caſtramétation, la fortification & l'artillerie . Mais les chevaliers Venitiens
ayant communément peu de goût pour Minerve negligè-
rent tout-à-fait ce bel établiſſement . — L'école vétéri-
naire n'eſt icy rien moins que floriſſante: on y rencontre
néanmoins quelques artiſtes inſtruits . — L'académie des
ſciences réunit en ſon ſein beaucoup d'hommes très ver-
ſés ſoit dans les belles-lettres, ſoit dans les ſciences éxactes & la phyſique , ſoit dans la médecine & l'hiſtoire
naturelle .

La place de Padoue eſt d'une forme qui s'aproche de
la triangulaire . Son circuit eſt de ſix mille toiſes environ & la plus grande longueur de 1700. Elle a ſept por-
tes & vingt baſtions: ſon enceinte n'eſt protégée par aucun ouvrage extérieur . Ses murs ſont d'une étonnante
ſolidité . Ils furent en effet bâtis avant l'invention de
l'artillerie & deſtinés a ſe tenir ſans apuy avec leurs
tours, leurs creneaux & leurs merlatures. L'uſage du canon ayant entiérement changé la guerre des ſièges , il
falût changer de ſyſtème de fortification . On reduiſit la
hauteur des murailles au niveau de la campagne , on ſe
ſervit de quelques vailles tours pour conſtruire des baſtions
ronds & on ajouta partout les terres-pleins convenables .
On ne peut douter que cette conſtruction n'ait une force
de réſiſtance aux coups de boulet beaucoup ſupérieure à
nos revêtemens modernes . Cependant cette fortification
très irrégulière élévée en différens temps par divers ingé-
nieurs & à des époques où l'on ſoupçonnait encore à peine les grands ſervices qu'on retire de l'artillerie dans l'attaque des places ne peut préſenter en elle même aucune
bonne défenſe . Les principaux vices que l'on y découvre
ſont entr'autres d'avoir des lignes de défenſe trop éten-
dues, de laiſſer hors de la portée de l'œil pluſieurs points
de l'enceinte , de conſerver un feu de courtine extrême-
ment prolongé, d'avoir de trop petits flancs, de laiſſer ces

parties effentielles de la défenfe trop expofées au canon
&c. Malgré tout cela la belle fituation de Padoue au milieu d'une campagne égale, les baftions commandant au
loin la plaine environnante, une maffe d'eaux intariffable
à la difpofition de la place offriraient des circonftances
très avantageufes & des moyens redoutables, fi les affaires
de la république italienne étaient telles qu'elle eût befoin
d'ordonner de diftance en diftance des villes fortifiées dans
les vues d'établir les grands magafins de l'armée ou d'entretenir de furs échelons de communication avec la mer
& les grands fleuves, ou enfin de fervir d'abry à une armée battue. Sans travaux longs & difpendieux on met-
trait la ville dans un état refpectable, obligeant l'ennemi
à un fiège régulier, s'il avait deffein de former fur elle
une entreprife. Quelques épaulemens dans les baftions,
quelques batteries fur les courtines avec les cavaliers, les
parapets & les traverfes néceffaires, le foffé du rempart
creufé & rempli d'eau, une ligne de petits forts qui cir-
condonneraient l'enceinte font des ouvrages fufceptibles
d'être exécutés en peu de mois, à peu de frais & qui
garantiraient du danger des coups de main. Le circuit de
Padoue étant très vafte, une fimple chaîne de petits forts
femble malgré fes inconvéniens préférable à tout autre
ouvrage extérieur du fyftême baftionné. L'on fait par
exemple que ce n'eft qu'avec peine dans les plus nom-
breufes garnifons qu'on parvient à border fuffifamment
de foldats toute l'étendue des paliffades & des dehors, &
nous avons vu dans les derniers fièges, notamment à Va-
lenciennes, que le tonnerre de l'artillerie affaillante ayant
ruiné le front d'attaque & éteint le feu du rempart, la
perte du chemin-couvert entraîne ordinairement celle de
la demi-lune, de la corne & de la contre-garde ; malheur
qui doit être attribué en partie à la diffémination des
forces, au peu de concert de la défenfe & au peu de
monde dont on a à difpofer fur chacun des points. — Cet
objet au refte eft de la compétence des officiers de génie.

Les anciens Patavins avaient les mœurs âpres & le
caractère belliqueux. L'amour de la patrie fût chez eux
le principe des plus fublimes vertus. Ils eurent fouvent à
fe plaindre des rigueurs de la fortune, mais ils furent
toujours braves. L'éducation, les jeux, les maximes en
honneur, les rites & toutes leurs inftitutions avaient la
liberté ou les armes pour objet. Perfonne mieux que la

jeuneſſe de Padoue ne ſût connaître un cheval, le mon‑
ter, le dreſſer & le nourrir : auſſi leur cavalerie était
terrible dans le combat. On entrevoit que dès ces pre‑
miers temps les rivalités, les haines, les humeurs livides,
une certaine diſpoſition inquiète & jalouſe troublèrent
fréquemment l'harmonie de leur république & excitèrent
les orages les plus menaceans. Il ſemble que l'habitude de
ces paſſions fougueuſes ſe ſoit perpetuée juſqu'à nos jours,
il n'en eſt pas de même de leurs vertus : tous les ordres
du corps ſocial durent degénérer, ſe corrompre, ſe dé‑
grader ſous l'influence de l'orgueilleuſe & dévorante olygar‑
chie Venitienne. Le peuple jadis était guerrier & portait
en ſon cœur le feu ſacré de l'amour du pays & de l'at‑
tachement à ſes loix, il était devenu lâche, morne &
d'une ſtupide inſouciance ſous le deſpotiſme. Les femmes
étaient chaſtes & meritèrent d'être citées par de graves
écrivains comme des modèles de modeſtie & de pureté
dans les mœurs. Le témoignage même du diſſolu Martial
qui s'entendait au mieux dans les affaires d'amour & paſſe
pour très expert dans la connaiſſance des femmes de ſon
âge, eſt du plus grand poids : en plus d'un endroit il rend
hommage à la pudeur des belles Patavines : il dit par
éxemple :

Tu quoque nequitias noſtri luſuſque libelli
Uda puella leges, ſis Patavina licet.

Pline le jeune vantant la ſévère chaſteté de Procula Ser‑
rana obſerve qu'elle eſt Padouane, & ajoute : *noſti loci*
mores. Autrefois les femmes étaient donc chaſtes : ah que
les temps ſont changés ! aujourd'hui quel ſyſtème d'amour
libertin ! leurs bons ayeux auraient-ils pu ſoupçonner quelle
ferait la compoſition de la cour des dames Venitiennes à
la fin du dix huitième ſiècle ? Pour en prendre une idée
il faut imaginer qu'il eſt dans la maiſon trois perſonnes
de règle qui vivent très bien enſemble & ne ſe font ré‑
ciproquement aucun ombrage, le mari, le prêtre & le
ſervente. L'uſage accorde enſuite *il capriccietto* pour le
jeune blondin & le hazard des rencontres. Le rôle du
mari eſt un rôle de benêt : celuy du *ſervente* eſt plus
gai ; il a pourtant *qualche coſa di dignitoſo ;* c'eſt l'hom‑
me des deux époux. Le prêtre athlète à la barbe noire,
vigoureux, bien nourri eſt porteur de lettres, confident,

diſeur

diſeur de meſſes, prédicant de Paphos, redreſſeur de ſcrupules, apôtre de la diſſolution, traitant pour luy même,
pour les autres : on le tient au reſte comme perſonnage
purement ſuplémentaire & de rempliſſage . L'Adonis eſt
le rôle le plus aimable, c'eſt l'homme qui cauſe les langueurs; mais il eſt mobile comme le vent; qu'il faſſe bien
ou mal ſon devoir il vieillit en peu de jours & au bout
de quelques rapides inſtans du plus tendre commerce il
eſt inéxorablement remplacé. Tel eſt le galant ſommaire
des traités amoureux à la manière du pays . Il eſt vrai
que les Arries, les Procula Serrana n'aimaient point ainſi :
autres temps, autres mœurs . On ſe figure d'ailleurs qu'il
éxiſte entre tout cela pluſieurs femmes qui ſe refuſent invinciblement à l'aſcendant d'un uſage ſans doute bien
doux & qui gardent le reſpect le plus religieux pour la foy
conjugale : Boileau en aurait pu compter trois à Paris ; à Padoue peut-être on en compterait juſqu'à quatre & davantage.

La terre Patavine dans les temps anciens fût la patrie de Tite-Live, de Pierre d'Abanon, de Valerius
Flaccus, de Lucius Aruncius Stella, de Cornelius Augure,
de Thraſéa Pætus, d'Arrie, de Fannie, de Serrana Procula
& de pluſieurs grands perſonnages qui occupèrent les premiers emplois dans la république Romaine.

La population de la ville égale à peine trente-deux
mille individus. Selon les calculs de l'illuſtre Toaldo l'état moyen des morts de chaque année donne icy 1353
pour ſomme, c'eſt-à-dire, qu'il meurt plus de $\frac{1}{2\frac{4}{5}}$ de la
population . Dans les villages de la montagne où chaque
habitant étant propriétaire naît ordinairement & meurt
ſur le même ſol, on obſerve que le raport des vivans à
ceux qui meurent eſt à peu près : : 24 : 1. Les cénobites
ont un avantage de vitalité ſur les autres hommes : les
femmes cloîtrées ſurtout montrent un excès de vie notable : une remarque ſingulière c'eſt que les juifs les ſurpaſſent tous en longévité . Le docteur Zeviani s'était déja
élévé avec force contre l'uſage homicide de porter dès
les premiers jours de leur naiſſance les enfans dans les
egliſes froides, humides, éloignées, malgré l'inclémence des
plus âpres ſaiſons pour recevoir les eaux du baptème. Il
accuſe cette coupable diſpoſition de contribuer à la perte
d'un nombre prodigieux des individus de cet âge. Il était
reſervé à Toaldo d'établir cette accuſation ſur un fait
irrévocable, c'eſt que les enfans des juifs malgré les dou

leurs de la circoncifion ne meurent avant l'année revolue
que dans la proportion de $\frac{1}{3}$, tandis que les chrétiens en
perdent les $\frac{4}{7}$.

On trouve dans les précieufes tables de notre célèbre
profefleur d'aftronomie les réfultats les plus curieux & les
plus intéreffans : la médecine, la police médicale & l'a-
rithmétique politique y ont furtout à puifer une infinité
de données remarquables. Le mois de janvier s'y montre
le plus fécond en funérailles : février donne après lui le
plus grand nombre de morts ; décembre eft enfuite le plus
funefte. Mais juin eft le mois qui porte le moins d'at-
teinte à la population. L'été paraît en général une faifon
fèche & falubre, comme l'hyver le période le plus contraire & le plus deftructeur. Les tables de vitalité rou-
lent fur un efpace de foixante-dix ans. Les trente-cinq
premières années préfentent pour total des morts une
fomme égale à 44116 ; d'où l'on a la moyenne annuelle
= 1260. La quantité des morts pendant les trente-cinq
derniers ans fe monte à 47353 : tirant de ce nombre la
moyenne annuelle on obtient 1353 qui offre un excès de
près de cent morts fur la précédente. Mais la population
n'augmente point, au contraire elle diminue : on eft donc
fondé à foupçonner un décroiffement de longévité chez
les habitans de Padoue. Quelle peut être la caufe de cet
affligeant phénomène ? quelles font donc les perfides influences qui menacent ainfi la vie du peuple de cette cité ? Toaldo nous le dira : ,, Può quefto aumento di mor-
,, talità provenire in gran parte da caufe morali, mollezza
,, in una claffe, inedia nell'altra, vizio in tutte : ma non
,, è irragionevole. fofpettare che vi concorra la caufa fifica
,, tante volte accennata, voglio dire, l'alterazione dell'
,, atmosfera, cogli sbilanci delle ftagioni, l'aumento del
,, pefo, del freddo, torpor e ingombro dell'ambiente, dei
,, giorni piovofi, nuvolofi, caliginofi, venti irregolari ec.
,, poichè tali caufe tendono tutte infieme a indebolire i
,, temperamenti. E da tutto quefto non potrebbe anche
,, provenire quella debolezza e mancanza di energia che
,, generalmente fi offerva al giorno d'oggi negli animi e
,, caratteri degli uomini, refi ormai quafi incapaci di
,, opere forti, di ferie applicazioni, di ftudj foftenuti au-
,, che nelle fcienze ? poichè certi sforzi che fi vedo-
,, no, fono piuttofto convulfioni di efauftione che vera
,, forza ,,.

Le ciel de Padoue, comme nous l'avons dit , admet
tous les airs de vent ; les météores se manifestent rarement avec une malignité redoutable , sa température est
douce , son impreffion bienfaifante . Le fluide refpirable
reçoit du fol environnant une faible quantité d'émanations
nuifibles: le vent auftral eft l'agent qui l'altère le plus &
par luy même & par la maffe de gaz paludeux dont il fe
charge en traverfant les maremmes du Polefin . Il faut
néanmoins remarquer que les méfites n'arrivent fur la
ville que dans un état de difperfion & de rareté qui modère finguliérement leur action . Les rofées abondantes de
l'été, les brumes crépufculaires de l'automne n'ont aucun
caractère pernicieux . Les eaux potables font bonnes en
ufant des précautions indiquées & les graines céréales ne
peuvent être de qualité meilleure : les inégalités dans la
température, les paffages brufques , les grandes variations
des vents, la dominance de l'auftral alternant avec les bo-
reaux , l'abondance des pluyes, le débordement des fleuves femblent donc nous offrir les caufes météoriques des
maladies ftationnaires & des épidémies périodiques les
plus générales . Il eft au refte des conftitutions qui affectent de correfpondre chaque année aux mêmes points du
cercle des faifons : telles font les fauffes-inflammatoires
& les catarrhales en hyver , les inflammatoires-aigues au
période vernal, les nerveufes & les gaftriques en été, les
remittentes & les intermittentes en automne . Lorfque
l'on procède à la recherche particulière des maladies régnantes on découvre néanmoins qu'il refte à toutes les
époques de l'année un fonds de fièvres d'accès qu'on peut
diftinguer en périodiques d'hyver , en printannières, efti-
vales & automnales . Ces fièvres croiffent & baiffent felon les accidens de température & des airs de vent. Que
l'hyver foit doux & humide par éxemple, les automnales
d'accès fe prolongent fort avant fur l'hyver & fe confondent avec les printannières: celles-cy enjambent fur l'été
& parviennent en feptembre à leur plus haut dégré d'in-
tenfité . Le froid au deffous de zero paraît au moment
les comprimer & les éteindre , mais il ne les détruit
point entiérement: dès les premiers progrès de la température elles fe relèvent avec une nouvelle fougue. Je me
propofe ailleurs de foumettre au calcul la force d'afcendant que confervent fous le climat d'Italie les intermittentes dans toutes les faifons. Cet objet fera rempli lorf-

que j'effayerai de crayonner le tableau des conftitations épidémiques qui ont régné à l'armée depuis le premier Vendémiaire an 3e. comparant enfuite le réfultat de mes obfervations en Italie avec celles que j'ai recueillies parmi les troupes cantonnées ou campées fur les hautes-alpes ; je ferai peut-être preffentir que l'influence des gaz paludeux comme caufe générique des fièvres d'accès, pourrait bien n'être point auffi univerfelle qu'on le penfe communément, puis qu'on eft dans une foule de circonftances obligé de reconnaître une tendance propre de l'économie humaine qui s'altère au type intermittent.

Si l'on confulte l'ouvrage très important publié par le docteur Penada fur la météorologie médicale & les épidémies de Padoue, on s'apercevra que les maladies qui ont févi dans les dix années précédentes fe font affujéties à des retours affez réguliers & ont affecté de reparaître fous certains fignes. Les hyvers ont été féconds en maladies éxanthémateufes & en fauffes-inflammatoires : les fcarlatines, les rougeoles, les éryfipèles *mali moris*, les inflammations gangréneufes ont été les affections dominantes. Les fièvres catarrhales, les coryzza, les toux convulfives des enfans, les péripneumonies avec altération du fluide bilieux, les intermittentes fe font de même reproduites en nombre ; les apopléxies & les inflammations-aigues ont été plus rares. Le printemps a donné pour maladies prééminentes une multitude d'ophtalmies, d'éryfipèles, de pleuréfies, d'angines, de fièvres catarrhales & d'intermittentes ; moins communément les coryzza, les fynoques fimples & les fcarlatines ; quelquefois le typhus pétéchial. Le période d'été a produit les intermittentes, les fynoques fimples, les typhus modérés comme affections principales ; les diarrhées, les dyffentéries, les rougeoles, les petites veroles & la pelagra comme maladies moins repandues. En automne enfin la forte maffe de maladies fe compofe des intermittentes plus ou moins rébelles, des tierces-comateufes, des flux alvins & de quelques catarrhes. — Il ferait à défirer qu'à ce travail recommandable du docteur Penada, le favant profeffeur Comparetti voulût s'occuper de joindre les notes cliniques que depuis longtemps il dreffe chaque jour à l'hôpital de la ville : la coïncidence des données promet des chances heureufes dans les réfultats & dans les aplications.

Indépendamment de la fréquence & de la rigueur

des maladies décrites par Penada je penfe qu'on n'a point
à reprocher au ciel Patavin aucune influence funefte qui
luy foit particulière . Pour s'en convaincre il fuffit de
jéter un regard fur l'état phyfique de fes habitans . On
remarque parmi eux beaucoup de vieillards féxagénaires :
l'âge viril & le période aduite y jouiffent d'une vigueur
marquée ; l'enfance eft peu fujète aux fcrophules & au
vice rachitique : la dentition s'y opère fans orages alarmans ; les chlorofes ne paraiffent pas très multipliées ; le
flux périodique des femmes eft ordinairement bien réglé
foit pour l'abondance foit pour l'ordre des retours . Les
couches y font heureufes & les fièvres puerpérales peu
communes : les grandes opérations de chirurgie réuffiffent
bien ; les cachéxies enfin & les intumefcences font des
maladies accidentelles qu'on n'a point droit d'imputer à
la conftitution du climat . — Les fyftèmes de médecine
.pratique au refte les plus en crédit dans l'univerfité font
principalement ceux qui fe raprochent de la méthode ex-
pectante & de la doctrine hippocratique .

Après avoir décrite la fituation de Padoue , après
avoir faite fon hiftoire météorologique , & avoir parlé de
fon origine, de fon état civil, politique, de fa population ,
de fes épidémies & de quelques phénomènes nécrologi-
ques, je préfenterai aux cultivateurs de la médecine-mili-
taire un tableau abrégé des maladies qui ont régné dans
les hôpitaux de l'armée établis en cette place pendant le
trimeftre de meffidor . J'y indiquerai l'état des météores ,
les raports des affections morbeufes entr'elles & la méthode qui a paru la plus puiffante & la mieux ordonnée . Cet
article fera extrait fommairement de mes notes fur les
maladies régnantes .

TABLEAU DES MALADIES

OBSERVÉES

DANS LES HÔPITAUX MILITAIRES FRANÇAIS

ÉTABLIS À PADOUE

PENDANT LE TRIMESTRE DE MESSIDOR.

In re medica nil foret utilius quam fuccedentes fibi ad invicem conftitutiones conferre , ut recta medendi methodus inftitui poffet, quoties eadem tempora ac iidem morbi recurrerent.

Ramazzini Conftitutio Epid. an. 1691.

MESSIDOR.

PREMIÈRE DÉCADE.

LE mois de meffidor s'annoncea par une température très-élévée fous la domination des vents d'eft. Le fud & le fud-eft foufflèrent plufieurs jours ; le nord-eft donna quelques gros vents ; l'auftral obtint enfin l'afcendant. Le baromètre fe foutenait à une hauteur moyenne ; l'hygromètre variait du fec ordinaire au premier dégré de l'humide ; le thermomètre de Réaumur marquait le 23ᵉ dégré.

Notre hôpital fût placé au couvent de St. Auguftin. La difpofition du bâtiment étoit à peu près convenable.

Nous établîmes nos malades dans un vaste corridor portant une largeur de plus de vingt mètres : les deux extrémités s'ouvraient par deux fénêtres de même dimension : un autre large courant d'air coupait le premier à angle droit vers le milieu de la salle . Avec quelques changemens, quelques légers travaux de maçonnerie nous rendîmes ce local très-propre à recevoir des malades . Il eût seulement été à désirer que les circonstances eussent permis d'ordonner les lits à la plus grande distance indiquée par le réglement.

Les maladies qui se présentèrent dans cette décade parurent revêtir un caractère commun décidé : ce caractère avait pour élémens quelques dégrés de faiblesse nerveuse, la céphalalgie gravative , le dégoût , l'inapétence , la congestion gastrique. La fièvre était intermittente ou du genre des synoques . Les périodiques donnaient leur paroxyfme sur le midy , moins communément après six heures du soir , plus rarement encore avant huit heures du matin . Il se manifestait au moment de l'invasion un froid léger d'une petite durée , & des fueurs folutives terminaient l'accès . Dans les synoques l'asthénie étoit peu ou point fenfible, l'eftomac femblait turgefcent, les hippocondres étaient ferrés & douloureux, la chaleur & la foif urentes, la bouche brulée par le mucus buccal épaissi, la peau & les yeux prenaient une faible nuance de jaune, les urines étaient troubles & flammées; le pouls offrait le rithme de l'irritation .

Je fis volontiers ufage du tartrite de potasse antimonié contre ces maladies. Le médicament stibié arrêta quelquefois feul les intermittentes ou les dédoubla : il modéra les synoques , diffipa les fignes alarmans & prépara la guérifon. Dans les périodiques je prefcrivis pour l'ordinaire les fels neutres, les eaux cathartiques, le tartrite acidule de potaffe, la rhubarbe, ou certains mêlanges de kinkina avec ces fubftances, avant de placer l'écorce du Perou en dofe marquante. Je me fuis au refte aperçu qu'après quatre ou cinq jours de foins préliminaires il était avantageux de donner le kina d'une manière énergique . Une telle méthode réussissait dans le plus grand nombre de cas. Lorfqu'elle trompait mes vues & manquait fon effet, je n'infistais point : je fufpendais l'écorce du Perou ; je fubftituais l'infufion de camomille chargée de tartrite acidule de potaffe ou de fel ammoniaque , quelquefois d'al-

cohol, d'éther sulfurique & de laudanum selon les occur-
rences : si la fièvre résistoit toujours, je recourais de nouveau au quinquina qui leur portait le dernier coup . En
général c'est de l'adresse & de la sagacité avec lesquelles
on varie l'impression des stimulus qu'on doit attendre les
plus grands succès .

Les synoques n'étaient point aussi éxigeantes que les
tierces & ne me tenaient point ainsi en haleine . Les se-
cours d'urgence administrés, les forces se soutenant bien,
je réglais une légère diète analeptique , je donnais pour
breuvage une limonade alcoholisée & j'abandonnais la fièvre
à son propre mouvement . Rarement les synoques se pro-
longeaient au delà d'une décade & manifestaient des signes pernicieux : cependant lorsque le caractère du syno-
chus commençait à se prononcer , j'ordonnais librement
les médicamens toniques parmi lesquels je choisissais le
camphre, l'éther sulfurique, le vin & l'alcohol. Ces maux
n'étaient pas funestes .

Je construirai à la fin de chaque décade une table
calculée des maladies observées pendant son cours. Cette
manière précise de procéder me paraît avoir plusieurs
grands avantages. On est en général peu satisfait des ter-
mes vagues des auteurs qui ont traité les constitutions
morbeuses des temps & des années . J'ai pris une autre
route : ma formule arithmétique indépendante de tout sy-
stême , de tout modèle & de toute teinte d'opinion particulière présentera des résultats surs dont chacun pourra
tirer le parti qui luy conviendra .

Le raport des affections qui sévirent pendant cette décade s'exprimera donc par la formule suivante :

Une division de cent malades donne :

Classe	Genre	Variété	Nombre
Fièvres continues	synoques	simples	3
Fièvres continues	synoques	gastriques	12
Fièvres continues	synochus	ardent	6
Fièvres continues	typhus	modéré	2
Fièvres continues	typhus	grave	1
Intermittentes	fièvre-tierces	légitimes	25
Intermittentes	fièvre-tierces	doubles	24
Intermittentes	fièvre-tierces	comateuse	1
Intermittentes	fièvres-quartes	légitimes	2
Intermittentes	erratiques	vagues	4
Phlegmasies	peripneumonies	gastriques	2
Flux	flux alvins	dysentériques	2
Flux	flux alvins	cruorés	3
Flux	flux alvins	séreux	5
Affections chroniques	rheumatismes	chroniques	6
Affections chroniques	hydropisies	ascites	2
			100.

Nombre des morts $= \frac{1}{130}$.

Nota.

Je préviens que les circonstances de notre service dans les hôpitaux de l'armée nous faisant une loy d'adopter le plan le plus concis, j'ai été obligé de réduire les maladies à des expressions simples sous des chefs peu multipliés. Il était même indispensable pour la fidélité des calculs & de l'observation que je m'écartasse un peu de l'ordre nosologique des auteurs. J'ai rangé par exemple dans le genre des synoques & raporté à deux seules variétés toutes les fièvres qui montraient quelque chose d'inflammatoire, qui n'avaient qu'une remission obscure, peu ou point de prostration nerveuse. J'ai aussi ordonné parmi les doubles-tierces plusieurs fièvres connues vulgairement sous le nom de quotidiennes & de remittentes. Comme la nature ne fait que des espèces & des variétés, je suis loin de pretendre offrir icy un tableau d'une rigoureuse éxactitude ; je me propose uniquement dans les coupures artificielles que j'ai fuivies d'arriver à un raport très aproché.

SECONDE DÉCADE.

Les vents d'eſt ſont les dominans : vers la fin de la décade le ſud-ou-eſt produifit de la pluye. Le feu électrique de l'atmoſphère éclata pluſieurs fois en orages violens. La température s'élévait juſqu'au 24 dégré du thermomètre de Réaumur ; l'hygromètre indiquait un humide éminent ; on éprouva enfin une chaleur étouffante que les Venitiens apèlent *firoccale*.

Les maladies régnantes ſemblent offrir moins de ſymptômes gaſtriques & renforcer les ſignes nerveux. Les ſynoques , les ſynochus & les intermittentes ſont les affections conſtitutionnelles : on n'obſerve que de loin en loin les fièvres hautes-nerveuſes. — Je deviens plus circonſpect ſur l'uſage du tartrite de potaſſe antimonié & ſur celuy des ſels neutres . La peau lâche & humide des malades , le calme de l'eſtomac , la liberté des hippocondres , la molleſſe du pouls & une certaine habitude aſthénique éloignent ſouvent l'idée des évacuans . J'eſſaye donc une méthode tonique très menagée dans les ſynochus & une pratique énergique & formidable dans les intermittentes . Les fièvres nerveuſes ſont traitées avec beaucoup d'avantages par le kina, l'éther, le camphre, l'opium & les boiſſons alcoholiſées : les tierces exigent peu d'efforts , leur génie eſt doux , on les maîtriſe facilement . Il eſt aſſez ordinaire qu'au kinkina de nos hôpitaux, qui eſt de qualité très-faible, j'uniſſe l'opium en ſubſtance. Je preſcris l'écorce du Perou dans le vin : cette manière eſt plus agréable & peut-être plus active: en faveur du vin le ſoldat avale volontiers ce qu'il nomme la médecine.

J'ai cru remarquer qu'il eſt vraiment dans les périodiques un inſtant ſignalé par des caractères fidèles où la fièvre eſt plus diſpoſée à céder . Ce moment doit être ſaiſi pour apliquer tout l'apareil de ſes reſources. L'occaſion manquée , le mal en vieilliſſant devient plus rebelle ; c'eſt en vain qu'on deploye alors le pouvoir de la ſcience . Lorſque les choſes tournent ainſi , il eſt d'une grande importance de ne point dégoûter & fatiguer le malade par les médicamens inutiles . Je ſais que certains partiſans de la doctrine brownienne n'ont point coutume de fe laiffer déconcerter à la vue de l'inanité de leur méthode : loin que les non-fuccès, les revers même les étonnent, leur marche s'accélère & leurs coups redoublent : cet exemple ne me paraît pas devoir être fuivi. Les intermittentes qui ont éludé l'action d'un traitement bien ordonné s'aigriffent aifément par les brufqueries, fe roidiffent contre les fecours intempeftifs & revêtent chaque jour des fymptômes plus funeftes. La couleur ictérique de la peau, les fueurs partielles, les intumefcences, les flux alvins, l'hébétude des fens & le collapfus nerveux amènent enfin la ruine du fyftême animal. Pendant mon période d'inaction je foutiens les forces du malade par une diète généreufe & par la gymnaftique. J'étudie l'allure de la fièvre & fes tendances particulières : je la preffens de nouveau par quelques médicamens, & fur les refultats que j'obtiens, j'exécute un autre traitement aproprié

Le raport des maladies pendant cette décade fe reduit à l'expreffion qui fuit :

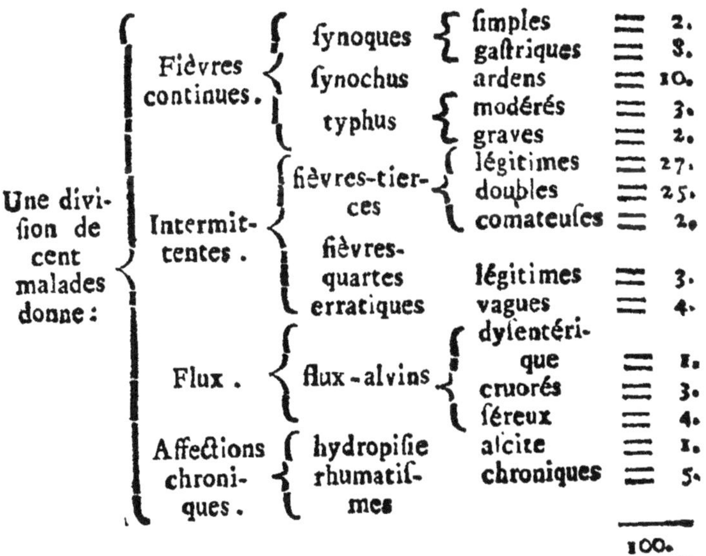

Une divifion de cent malades donne :	Fièvres continues.	fynoques	fimples	= 2.
			gaftriques	= 8.
		fynochus	ardens	= 10.
		typhus	modérés	= 3.
			graves	= 2.
	Intermittentes.	fièvres-tierces	légitimes	= 27.
			doubles	= 25.
			comateufes	= 2.
		fièvres-quartes	légitimes	= 3.
		erratiques	vagues	= 4.
	Flux.	flux-alvins	dyfentérique	= 1.
			cruorés	= 3.
			féreux	= 4.
	Affections chroniques.	hydropifie	afcite	= 1.
		rhumatifmes	chroniques	= 5.

$$\overline{100.}$$

Nombre des morts $= \dfrac{3}{100}$.

TROISIÈME DÉCADE.

LES cinq premiers jours de cette décade l'auftral &
fes latéraux obtinrent la domination : la température
s'éleva au 25ᵉ dégré du thermomètre de Réaumur. Le
nord-eft foufflant avec violence, il fe manifefta le 26 un
gros orage & la pluye tomba à torrens . Le 29 l'eft re-
parût ; le 30 il fe maintint . L'hygromètre donna beaucoup de variations: l'humide fût prédominant.

C'eft à cette époque-cy que l'on doit avec raifon ra-
porter l'afcendant général des périodiques . En effet les
fynoques & les fynochus s'affaibliffent d'une manière remarquable ; le type intermittent fe propage comme le
continu diminue ; les traits du premier fe prononcent plus
fortement , lorfque ceux du fecond commencent à s'effa-
cer. Outre le paffage bien marqué, on diftingua une fur-
abondance & une altération manifeftes du fluide bilieux
qui préfentèrent une nuance très fenfible.

Je prefcrivis librement le tartrite de potaffe antimonié, les fels neutres & les breuvages miellés . L'infufion
de camomille avec l'ammoniaque, la décoction de kinkina
chargée d'acétite d'ammoniaque, le bol de la même écorce avec le tartrite de potaffe antimonié furent finguliè-
rement recommandables pour retablir l'ordre des fécrétions , diffiper les engouemens méfaraïques & enchaîner
la fièvre .

Les typhus que j'eus à obferver à l'hôpital ne s'étaient
point formés fous mes yeux . Les foldats qui en furent affectés étaient des pauvres gens qu'on tirait démi-morts
des prifons, d'autres militaires peut-être auffi malheureux
qu'on avait arrachés durement de leur lit dans l'oubly des
égards les plus preffans pour les transférer au loin fur de
lourds chariots qui n'offraient aucun abry contre les feux
du foleil. Mon collegue & ami Defgenettes médecin militaire auffi diftingué par fes talens que par cet efprit actif
& pénétrant. qui faifit d'un coup d'œil tous les raports
des diverfes parties du fervice, s'eft déjà plaint avec amer-
tume des affreux abus des évacuations : aujourd'huy cette
grande mefure n'eft guère mieux ordonnée que de fon temps,
& je ne crains pas d'avancer qu'elle contribue plus puif-
famment elle feule à exafpérer les maladies que toutes
les funeftes influences météoriques réunies . — J'em-

ployai au refte dans ces typhus le traitement d'ufage : plufieurs fe terminèrent par la mort.

Les affections rheumatifmales furent portées pendant cette décade à un nombre extraordinaire . Il faut accufer de cet événement la pluye qui fuccéda à une températu-re très élévée & l'impreffion de l'humidité de la nuit . Les malades qui furent évacués des avant-poftes fur nos établiffemens fe plaignaient fpécialement de ces maux . C'eft toujours avec fatisfaction que je prefcris dans les arthrodynies le liniment d'opium . Il eft vrai que je n'ai point obfervé, comme le pretend Chiarenti , que l'opium diffous dans le fuc gaftrique des oifeaux à eftomac mem-braneux réuffiffe d'une manière exclufive, lorfqu'il eft apli-qué à la peau . Il ferait poffible que cette combinaifon fût en effet plus énergique & plus diffufible : cependant d'après les expériences que nous tentâmes fimultanément à Pavie le profeffeur Brera, mon collègue Botta & moy , il n'eft pas permis de douter que l'ammoniaque , les hui-les , la gomme arabique & plufieurs liqueurs animales ne fourniffent des véhicules furs qui tranfmettent prompte-ment à l'organe nerveux l'action du médicament. Malgré cette inéxactitude Chiarenti aura toujours droit à notre reconnoiffance pour avoir fixé les regards des médecins fur l'ufage extérieur d'un remède héroïque & augmenté ainfi nos refources d'un nouvel ordre de propriétés que nous avions prefque méconnus & tout à fait négligées.

Le raport des maladies entr'elles s'énonce ainfi ,

Une maſſe de cent malades préſente :				
Fièvres continues,	ſynoques	gaſtriques	=	5.
	ſynochus	ardens	=	5.
	typhus	modérés	=	2.
		graves	=	3.
Intermittentes.	fièvres-tierces	légitimes	=	27.
		doubles	=	34.
	erratiques	vagues	=	3.
	fièvres quartes	légitimes	=	3.
Phlegmaſies.	angine	gangréneuſe	=	1.
Flux.	flux alvins	dyſentériques	=	2.
		cruoré	=	1.
		ſéreux	=	5.
Affections chroniques.	hydropiſie	aſcite	=	1.
	rhumatiſmes	chroniques	=	8.
				100.

Nombre des morts = ─── .

THERMIDOR.

Première Décade.

Du premier thermidor au 5 l'auſtral & ſes latéraux ſoufflèrent conſtamment ; du 6 au 10 l'eſt eût la domination : l'air était calme, le ciel bien découvert , le mercure élévé dans le baromètre ; l'hygromètre s'arrêtait au ſec ; la température variait du 23 au 26ᵉ dégré de Réaumur .

Les maladies ſemblent entiérement s'abandonner à l'aſcendant de la conſtitution intermittente . Les ſynoques diſparaiſſent, les ſynochus ſont moins repandus, les typhus plus traitables . Quelques congeſtions gaſtriques , des engouemens dans les viſcères abdominaux , une certaine altération de la bile & du fluide ſalival, quelques affections nerveuſes enfin compoſent à peu près les ſymptômes dominans .

L'épidémie eſt douce: les périodiques ne réſiſtent pas aux méthodes toniques bien entendues : le moyen terme de leur durée eſt de dix à douze jours : leur paroxyſme

eſt en général éxempt de phénomènes alarmans . On remarque très rarement des infiltrations , des carus & une
proſtration nerveuſe conſidérable . Les malades conſervent
du goût pour les alimens, les forces digeſtives ſe ſoutien-
nent ; il y a du ſommeil & de la gayeté: les mouvemens
volontaires s'exécutent avec vigueur.

Lorſque j'ai lieu de ſoupçonner que le ſyſtême des
ſécrétions eſt troublé dans les viſcères de l'abdomen, j'aſ-
ſocie le tartrite de potaſſe antimonié au kinkina, je place
les ſels neutres alternant avec les amers, j'employe même
la rhubarbe . Si au contraire les organes ſecrétoires pa-
raîſſent éxempts de ces altérations , on confie à l'écorce
du Perou ſeule & aux amers les plus aćtifs le ſoin de la
guériſon ; dans l'un & l'autre cas la diète eſt toujours li-
bérale.

J'ai rencontré pluſieurs éxemples de ces fièvres qu'on
a aſſez mal nommées ſémi-tierces. Le froid vif & les ſignes menaceans du début de chaque paroxyſme récla-
maient d'inſtans ſecours. Je me ſervis avec beaucoup d'a-
vantages de l'opium ſeul ou combiné avec la teinture de
kina adminiſtré dans le dernier moment qui précède la
rigueur ſébrile. Cette manière très vantée par les diſci-
ples de Brown mérite en effet des éloges : elle eſt ſurtout recommandable lorſque le triſmus , la ſéchereſſe de
la peau , la concentration du calorique , le tumulte des
nerfs annoncent un danger imminent . Ce grand remède
s'opoſe avec énergie à la formation du froid , il le pré-
vient quelquefois tout-à-fait ; il en modère tout au moins
la violence quand il ne l'arrête pas entiérement. J'obſerve
pourtant qu'il ne ſemble produire ce phénomène ſi favorable que dans des cas donnés ; je ſuis en conſéquence
loin de le conſeiller de prime abord dans toutes les circonſtances d'aſthénie comme le pratiquent les gens de la
ſećte . Je dus à l'opium preſcrit ainſi des ſuccès ſignalés
pendant cette décade: j'en citerai un exemple & je ferai
auſſi concis qu'il me ſera poſſible.

Un robuſte grenadier nommé Thibet fût évacué des
avant-poſtes ſur les hôpitaux de Padoue. Depuis longtemps
il était aſſailli d'une fièvre double-tierce rébelle qui l'avait
reduit à une faibleſſe extrème . Ce malheureux ſorti de
ſon lit pour quelques beſoins & mal ſur de ſes jambes
tombe à la renverſe : il crache le ſang , la poitrine eſt
oprimée . L'accès revient, ſon froid vif fût ſur le point

d'étouffer le malade . Cependant le paroxyſme ſe diſſipe : la faibleſſe & la difficulté de la reſpiration étaient augmentées . Je penſe donc à m'opoſer à ce redoutable froid qui menaçait de ſuffocation : j'eſſaie l'opium & le kinkina tour à tour en doſes ſuffiſantes ; tous les ſymptômes funeſtes prennent de l'intenſité . Mon embarras croiſſait ; il était plus que probable que le malade périrait dans la prochaine invaſion de l'horreur fébrile ; il falait tout tenter pour le ſauver : je me décide . Sans égard à l'aſthénie je fais tirer ſix onces de ſang : je place deux grains d'opium au même inſtant . Bientôt l'heure du paroxyſme arrive , le malade s'endort , ſe réveille avec une ſueur univerſelle abondante , éprouve un bien-être inaccoutumé , reſpire largement & ſe croit guéri comme par magie . En effet la fièvre n'a pas reparu , le crachement de ſang s'arrêta dès le ſoir ; le 6e jour le grenadier ſortit de l'hôpital .

Les maladies préſentent entr'elles le raport ſuivant :

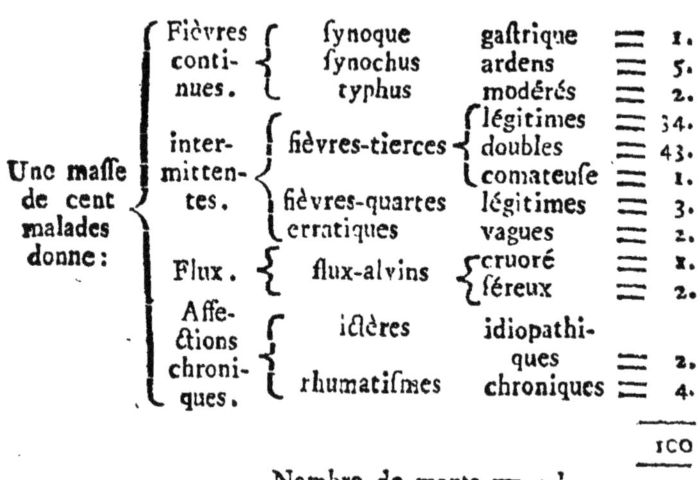

Une maſſe de cent malades donne :	Fièvres continues.	ſynoque	gaſtrique	=	1.
		ſynochus	ardens	=	5.
		typhus	modérés	=	2.
	intermittentes.	fièvres-tierces	légitimes	=	34.
			doubles	=	43.
			comateuſe	=	1.
		fièvres-quartes	légitimes	=	3.
		erratiques	vagues	=	2.
	Flux.	flux-alvins	cruoré	=	1.
			ſéreux	=	2.
	Affections chroniques.	ictères	idiopathiques	=	2.
		rhumatiſmes	chroniques	=	4.

$$\overline{100}$$

Nombre de morts $= \frac{1}{100}$.

SECONDE DÉCADE.

Le II Thermidor le ſud-eſt était régnant : il alterna avec le ſud juſqu'au 17. Le vent d'eſt ſuccéda à cette époque aux premiers . Il ſe maintint deux jours & fût de nouveau remplacé par le *ſirocco*. La température était haute

haute de 25 à 26 dégrés du thermomètre de Réaumur.
L'hygromètre variait du très fec aux premiers points de
l'humide Pendant tout ce période la féchereffe fût grande, les rofées donnèrent avec peu d'abondance ; de fréquens eclairs fillonaient le ciel.

La conftitution eftivale touche à fon apogée, elle
éxerce une influence de douceur & de docilité remarquable. Les maladies dominantes ont une allure facile qui
fe laiffe volontiers diriger. Les fynoques ne fe montrent
plus ; les intermittentes étendent leur empire & fe repandent univerfellement. Si l'on cherche à déterminer le
génie des affections actuelles & leurs foyers fécondaires,
on aperçoit un certain trouble dans les organes abdominaux, des ictères, des fueurs fétides, un flux de falive
âcre, un mucus buccal épaiffi & nauféeux, des urines ju-
mentacées & des éruptions à la peau. On dirait qu'il y
aurait véritablement là quelque chofe d'humoral. La méthode pratique femble confirmer ce foupçon. En effet on
n'infifte point fur les toniques prématurés que des fignes
funeftes n'annoncent la nocuité d'un pareil traitement :
bien plus les fels neutres ont fouvent fuffi pour guérir les
fièvres.

Il eft, n'en doutons point, des états particuliers, des
momens de choix, des habitudes déterminées où le kinkina éxerce toute fa force & l'imprime d'une manière
plus profonde & plus bienfaifante. On dira tant qu'on vou-
dra, que le médecin clinique ne doit attacher fes regards
que fur l'élévation & l'abaiffement de l'excitabilité & fur
leurs caufes productrices, que l'afthénie une fois décou-
verte on n'a plus qu'à s'occuper d'apliquer les ftimulans
d'une manière convenable ; l'expérience, *exquifitiffima re-
rum magiftra*, ne parle point à mon avis fur ce ton. Les
nerfs de l'eftomac & du conduit alimentaire irrités par
des fluides altérés, par des congeftions ennemies ne reçoivent point l'action des toniques & ne la propagent point
dans le même ordre qu'ils la tranfmettraient s'ils étaient
paifibles. J'ai fait voir à Pavie par une fuite d'expériences
décifives que les phénomènes produits par les médicamens
étaient fouvent divers en raifon des états différens de
l'eftomac. L'opium donné dans les congeftions gaftriques
excite le vomiffement ; il le provoque, mais très péni-
blement, après avoir caufé des journées entières de nau-
fées, de fueurs & d'anxiétés. Pourquoi donc ne pas lui

d

préférer alors le tartrite de potasse antimonié ? n'est-il pas évident que ce remède opérera sans effort & d'une manière complète, ce que l'on n'obtient avec l'opium que d'une manière violente & imparfaite? Que l'estomac délivré de l'amas saburrhal & du trouble qu'il entretenait admette une nouvelle dose d'opium, le médicament amène le sommeil, le calme & la sérénité dans toutes les fonctions. Il en est de même du kinkina qui fatigue & détériore l'état des malades sous des signes donnés & constans. Je suis au reste disposé à croire qu'un tact exercé peut communément, sans savoir l'histoire du malade, décider à l'œil les cas où les toniques doivent être utiles. J'ai observé qu'il est aussi rare que l'écorce du Perou soit dès le premier instant avantageuse aux soldats robustes qui ont le teint fleuri, le regard vif, le pouls fort, qu'il est fréquent de le voir réussir pour les hommes faibles, pâles & de physionomie éteinte. Chez nos militaires vigoureux un simple vomitif ou tel autre évacuant arrête quelquefois sans retour la fièvre intermittente : ceux qui sont affaiblis très sensiblement exigent au contraire une dextérité & une finesse particulières dans le choix des corroborans, dans la progression des stimulus & dans l'art de les varier.

Je pense que le bon kinkina doit être prescrit seul, sans association étrangère; le combiner, l'unir, luy donner un employ partiel, c'est assez ordinairement l'altérer. J'ai soin d'écarter tout ce qui pourrait croiser sa marche & embarrasser son action. Il se présente cependant des circonstances où son union avec l'opium luy donne des propriétés nouvelles qui le rendent infiniment précieux. Nous l'associons presque toujours à l'armée & chacun en voit le motif. On le fournit si faible, si inert, si mauvais que nous sommes reduits à tenter d'aviver sa stérile vertu. J'ai souvent été témoin que de très estimables personnes refléchissant sur l'importance générale & les bienfaits multipliés qu'on doit attendre du kinkina dans nos hôpitaux, semblaient sécher d'impatience & s'abandonner à la plus vive indignation contre la perfide cupidité qui substitue de viles écorces à l'héroïque médicament du Perou ; mais quoiqu'on en dise, je me refuse à croire qu'il éxiste des hommes assez pervers pour chercher à éléver leur injuste fortune sur des spéculations de mort.

Les maladies font entr'elles dans le raport qui fuit.

Une division de cent malades donne :				
Fièvres continues.	synoque	gaftrique	=	1.
	synochus	ardens	=	2.
Intermittentes.	fievres-tierces	légitimes	=	35.
		doubles	=	46.
	fièvres-quartes	légitimes	=	3.
	erratiques	vagues.	=	4.
Phlegmafies.	angine	gangréneufe	=	1.
	peripneumonie	gaftrique	=	1.
Flux.	flux-alvins	cruoré	=	1.
		féreux	=	2.
Affections chroniques.	ictères	idiopathiques	=	2.
	rhumatifmes	chroniques (arthrodynies)	=	2.
				100

Nombre de morts = $\frac{2}{100}$.

TROISIÈME DÉCADE.

La chaleur eft toujours très vive, la féchereffe fe foutient fous la domination des vents d'eft & de fud-eft. Il fe manifefte plufieurs gros orages : les rofées font légères ; les hygromètres marquent le fec. Le thermomètre varie du 23 au 25ᵉ dégré de Réaumur.

Les fièvres conftitutionnelles affectent les mêmes tendances & préfentent à peu près le même afpect. On entrevoit pourtant que les fymptômes nerveux fe prononcent davantage. On commence de même à reconnaître fréquemment les intumefcences fpléniques.

Icy nous comptons déjà de vieilles fièvres qui n'ont entendu à aucun traitement : leurs paroxyfmes envahiffent prefque tout l'efpace de la journée, enforte que les malades font rarement tout-à-fait éxempts de leur impreffion : lorfque ces fièvres ont mis le kinkina & tous les amers en défaut, on obferve ordinairement une fuite de fâcheux fymptômes : la figure eft have, maigre, les yeux fixes, la pofition du malade fupine ou telle qu'elle indique une grande faibleffe ; la peau fe lâche, s'afflafque & prend une teinte jaune-pâle, l'efprit eft apathique, les apétits paraiffent éteints ; le pouls offre au tact une onde

alongée qui femble chéminer fans réfiftance ; la chaleur
ne s'élève que de quelques dégrés au delà de la naturelle,
l'organe mufculaire a perdu la force. L'alcohol , le vin,
le camphre & l'éther opèrent des changemens prodigieux
dans ces circonftances : ils arrêtent efficacement les progrès d'un collapfus ultérieur & relèvent enfin la vigueur
du fyftème. Les fièvres réfractaires qui parviennent à un
haut point d'afthénie font néanmoins rarement fatales :
leur terminaifon n'eft guère funefte que par l'adjonction
de ces diarrhées terribles contre lefquelles échouent nos
plus grands moyens.

Les flux-alvins & les intumefcences fpléniques font-
ils donc les produits du kinkina & de l'opium apliqués
prématurément , comme quelques médecins ont l'air de
le pretendre? J'avoue que quant aux dérangemens du tube
inteftinal je ne connais rien qui puiffe fonder ce foupçon. Les foldats affectés de flux de ventre cruorés ou
féreux à la fuite des périodiques étaient particuliérement
ceux qui n'avaient pris que peu ou point de remèdes, qui
avaient fuporté de longues évacuations pendant la nuit
& fur des charriots découverts, qui avaient fait quelques
excès d'alimens ou un trop grand ufage des purgatifs. —
Il ne paraît pas fi aifé de fe décider fur l'autre queftion :
cependant dès que nous réflechirons que les intermittentes
livrées à elles mêmes génèrent évidemment les altérations
vifcérales de l'abdomen & furtout les intumefcences de
la rate, nous pencherons à rejéter la doctrine des humori-
ftes qui acculent les toniques de fixer le foyer de la fièvre dans les organes du bas-ventre & nous n'adopterons
point le terme d'obftruction qui donne une fauffe idée de
ces phenomènes. En effet s'il eft certain dans le plus
grand nombre de cas , fi telle eft la tendance générale des fièvres d'accès , que le retour fréquent de leurs
paroxyfmes comporte fpontanément les dégénérefcences
dont nous parlons, pourquoi ne le feront-ils pas toujours?
comment les amers , le kinkina , les ftimulans les plus
énergiques qui ont une manière d'agir diamétralement opo-
fée à celle de la fièvre, produiront-ils des événemens femblables? des caufes contraires ne donnent point des effets
identiques. Il eft reconnu d'ailleurs d'après Starck & les
meilleurs praticiens que le kinkina eft l'un des médicamens les plus furs pour difcuter les phyfconies fpléniques.

Quoiqu'il en foit j'ai coutume d'attaquer l'état d'oppila-
tion & d'inertie de la rate par la décoction de l'écorce
du Perou chargée d'acétite d'ammoniaque ou de teinture
fcillitique , quelquefois par l'infufion de camomille & le
fel d'ammoniaque . Je me fuis convaincu que le kinkina
feul & en fubftance n'a point autant d'efficacité : foit que
fon ftimulus ait été précédemment ufé , foit qu'il ait
quelque chofe de moins pénétrant , l'expérience femble
indiquer que lorfqu'on l'affocie aux préparations fcillitiques
& ammoniacales il eft plus propre à éveiller avec énergie
l'action lente & éteinte des organes glanduleux affaiblis.

Les maladies préfentent le raport que voicy :

Une division de cent malades donne :				
Fièvres continues.	fynoques	fimple	=	1.
		gaftrique	=	1.
	typhus	modérés	=	2.
		grave	=	1.
Intermittentes.	fièvres-tierces	légitimes	=	34.
		doubles	=	42.
		comateufe	=	1.
	fièvres-quartes	légitimes	=	4.
	erratiques	vagues	=	4.
Flux.	flux-alvins	dyfentérique	=	1.
		cruorés	=	3.
		féreux	=	4.
Affections chroniques.	ictères	idiopathiques	=	2.

$$\overline{100.}$$

Nombre de morts $= \dfrac{1}{100}$.

FRUCTIDOR.

PREMIÈRE DÉCADE.

La température baiffe fenfiblement : le thermomètre
eft à 10 dégrés. Le foir & le matin il s'élève de légères
brumes . L'hygromètre indique l'humide ; les vents font
variables : l'eft obtient pourtant la domination . Enfin fur
les derniers jours de la décade le nord-eft nous fouffla la
première pluye fans orage que nous ayons eue après la

grande féchereffe du période eftival . Le docteur Chiminello obferva vers les conftellations boréales une comète
qui fût dans le même temps calculée à Paris.

Les intermittentes reftent ftationnaires dans leur haut
point de domination : elles ne fubiffent que de faibles
changemens dans leurs raports . L'une des divifions de
l'hôpital vit néanmoins à cette époque les typhus fe multiplier, les périodiques s'accompagner de fymptômes pernicieux & les flux dyfentériques devenir mortels. Ces graves circonftances tenaient plus au fyftême vicieux des
évacuations & du tranfport des malades , à la furcharge
de certaines falles & à l'infection qu'elles contractaient
qu'à une malignité particulière des influences du ciel :
cela eft fi vray que ma divifion qui recevait fpécialement
les malades de la place, ne montre qu'une nuance affez
fine. Ce qui parût de plus notable dans cette décade fût
un certain nombre de tierces comateufes qui fixèrent mon
attention.

Le premier exemple de coma qui fe préfenta était
marqué d'un caractère effrayant. Henri foldat robufte fût
aporté à l'hôpital le 3e jour de fa maladie ; il avait
éprouvé au quartier deux violens paroxyfmes doubles-tierces . Déjà tout indiquait un état carotique des plus in-
tenfes. L'hébétude des fens était complète , les fonctions
intellectuelles anéanties, le mouvement mufculaire paffait
comme par bonds de l'entier collapfus à la force convul-
five . Les yeux du malade étaient fixes , les mufcles fa-
ciaux paraiffaient tendus & immobiles , la phyfionomie
exprimait l'égarement & la violence . La peau fraiche
& douce au toucher était de couleur ordinaire ; le pouls
avait des battemens gros , lâches & très lents . Le foir
il fe manifeftait de la chaleur à la peau , la figure &
les yeux devenaient turgefcens , le pouls s'accélérait, de
fortes convulfions agitaient le malade : un fommeil troublé & laborieux fuccédait ; il fe repandait quelque fueur
fur le front & fur la poitrine , le pouls fe recompofait
enfin à fon rithme gros & retardé. Tels étaient les principaux phénomènes de la journée , je prefcrivis fur le
champ le kinkina, le camphre & l'alcohol à haute dofe.
Le 4e jour tout fe maintint dans le même défordre : les
médicamens furent continués; on y ajouta l'éther fulfurique. Le cinquième le pouls prit de la vélocité , la peau
une chaleur vive & quelque teinte de jaune : le foir le

ventre s'ouvrit par un flux jaune féreux; il n'y avait plus de mouvemens convulfifs, mais la proftration était extrème, le carus profond. La force du kinkina fût augmentée, & chacun des remèdes fût donné à des intervalles plus raprochés. Cependant la déglutition fe fufpendait & le trifmus vint fe joindre à tous ces maux. J'effayai les véficatoires, la décoction de kinkina avec la thériaque en potion & en lavement : tous mes foins demeurèrent fans effet : le malade mourût le 6ᵉ jour.

Les autres tierces-foporeufes fe comportèrent avec moins de fougue; leur terminaifon fût plus heureufe. Hors le paroxyfme les malades jouiffaient d'un calme affez foutenu, ils prenaient volontiers un peu d'alimens, quelquesuns même fe proménaient. L'accès s'annonceait par une faibleffe foudaine, par un froid violent qui variait de durée. Le premier période de la chaleur fébrile était l'heure la plus funefte. Elle marquait l'inftant du début des convulfions : l'affection comateufe fe dévélopait enfuite & fe prolongeait jufqu'au jour fuivant. J'ai vu quelquefois, mais plus rarement, que la proftration nerveufe à peine repandue, le carus commenceait à fe manifefter. Il eft inutile au refte de décrire ces maladies qui ont été parfaitement traitées par les auteurs ; je ferai feulement remarquer 1°, que l'éxiftence de l'intermiffion chez les dernières & l'affiète qui la fuivait permettant de placer les médicamens avec tout le choix & toute l'énergie praticables, les affections ne durent point fe dérober à l'action des fecours : je noterai en fecond lieu un phénomène qui mérite peut-être d'être diftingué, c'eft que la difpofition carotique femblait furvivre à la fièvre fenfible: la fièvre était difparue qu'aux mêmes temps de la journée les malades éprouvaient encore une fingulière propenfion au fommeil. Je confeillai l'éxercice, le caffé, le vin aux heures accoutumées où féviffait le paroxyfme; ce moyen réuffit & compléta la guérifon.

Le raport des maladies pendant cette première décade de fructidor s'exprime ainfi:

Une masse de cent malades présente :				
Fièvres continues.	synoque	gastrique	=	1.
	typhus	modérés	=	2.
		graves	=	2.
Intermittentes.	fièvres-tierces	légitimes	=	33.
		doubles	=	45.
		comateuses	=	4.
	fièvres-quartes	légitimes	=	3.
Flux.	flux-alvins	dylentériques	=	5.
		séreux	=	4.
Affection chronique.	hydropisie	anasarque	=	1.
				100.

Nombre de morts $= \frac{1}{100}$.

SECONDE DÉCADE.

Les vents de nord & de nord-est enfin rompent décidément ce temps de sécheresse brulante qui s'était maintenu trois mois sous la domination de l'est & de l'austral. Les pluyes ont duré deux jours avec abondance : la température a baissé de quatre ou cinq dégrés ; l'hygromètre s'arrêtait à l'humide ; le baromètre variait à chaque instant.

Les grands changemens dans le ciel ne semblent point encore conférer aux constitutionnelles aucune nuance prononcée. Si l'on excepte un certain nombre de légers catarrhes & de flux dysentériques, les maladies affectent le même ordre & les mêmes traits. Les intermittentes continuent à usurper la transcendance : elles paraissent même s'investir d'une force de resistance & de fixité qui menace de repousser tous nos moyens. Cet incident du caractère des fièvres d'accès tient indubitablement au période de la saison & au pouvoir de ses influences ; car un semblable phénomène se présente à tous les médecins quelques différentes que soyent leurs manières : la marche lente & mesurée des Stholliens n'est pas plus exempte du reproche d'insuccès que le mode actif & fulminant de Brown.

C'est après tout une faiblesse dangereuse de se laisser décourager par l'inutilité d'un premier essai. L'expérience

prouve que les fièvres rendues à leur tendance naturelle
guériffent rarement d'elles mêmes à l'armée : on a à redouter au contraire tous les maux qu'elles traînent à leur
fuite lorfqu'elles fe prolongent . Nous devons donc agir ,
& tourner toutes nos vues du côté du retabliffement de
l'énergie du fyftème vital & de l'harmonie des fécrétions.
Dans nos hôpitaux militaires comme aux champs du combat , la fageffe & la célérité des manœuvres , quelquefois
l'audace & l'opiniâtreté enchaînent la fortune & déci-
dent la victoire . Cette médecine fublime, le grand but
que l'art doit fe propofer, a, il eft vrai, fes doutes & fes
points obfcurs, mais qui pourrait luy contefter fes brillans
avantages? peut-être n'eft-elle fi peu accréditée que parce
qu'elle fuit les yeux du vulgaire & n'eft point la fcience
de tout le monde : il faut avoir vieilli dans l'étude de la
nature, poffèder une grande fineffe de coup d'œil, un di-
fcernement exquis, un tact fur pour ofer fouvent apliquer
fes principes & les foutenir fans chanceler en dépit des
événemens qui femblent fe montrer contraires . Enfin
l'expectation eft peu faite pour les hôpitaux de l'armée :
dans mille occafions tel malade qui attend paifiblement
les efforts tutélaires de la bonne & providente nature rencontre dans l'air infect de nos établiffemens les élémens
d'un typhus épouvantable qui le fait périr en peu de
jours . D'ailleurs la tournure d'efprit des foldats français
ne permet point les délicates lenteurs de l'urbaine ora-
tique : ils veulent être guéris par la méthode la plus
prompte : les retenir plus long-temps à l'hôpital c'eft les
expofer à fécher d'ennuis & de dégoûts . Ces circonftances connues le médecin militaire ferait coupable d'une
pufillanimité funefte fi en temporifant il attaquait molle-
ment les fièvres périodiques : „ ma pratique eft incendiai-
„ re , difait mon recommandable ami Ramel , mes
„ moyens font les remèdes héroïques „. Ce mot vaut un
précepte .

Je mets d'abord tout mon foin à retablir l'équilibre
des fécrétions & à obtenir une certaine affiète dans les
organes digeftifs . Dès que le fluide falival eft fans acre-
té, le mucus buccal fans altération, dès que la bile coule
& que l'eftomac parait libre de toute opplétion, je donne
le kinkina dans le vin. J'en augmente progreffivement la
dofe pendant plufieurs jours. Si l'état de la fièvre qui ne
baiffe point me découvre l'inefficacité de l'écorce du Pe-

rour, j'interromps le traitement , j'accorde un petit repos au malade, je foutiens les forces par un régime invigorant & je paffe aux affociations qui relèvent l'action ufée du kinkina . L'opium est le premier auxiliaire que j'adopte dans un grand nombre de cas; fouvent c'eft le tartrite de potaffe antimonié: ce mode curatif s'ufant de même fans profit, je viens tour à tour & felon les circonftances va-riées de la pofition des malades, des influences dominan-tes & de la qualité des médicamens, aux décoctions de kina chargées de laudanum, d'éther fulfurique, d'alcohol, d'acétite d'ammoniac , d'alcohol-réfineux de fcille & de fel ammoniaque . Je me fers fréquemment de la camo-mille & la range dans la claffe des remèdes qu'on doit employer avec le plus de confiance , au lieu de l'écorce du Perou . J'ai prefcrit plufieurs fois ces fubftances dans un ordre alternant pour varier l'impreffion des ftimulus & retarder le moment où ils doivent décliner . Le cam-phre & la thériaque m'ont encore paru très favorables dans leur affociation avec l'écorce péruvienne . Enfin toute la claffe des toniques & des ftimulans fournit des armes puiffantes qu'il eft important de bien connaître & de fa-voir manier : leur aplication inoportune ou mal conduite entrainerait une foule de maux . Nous avons heureufement des régulateurs furs qu'on peut confulter à chaque inftant: tels font le calcul rigoureux de l'excitabilité ou de l'éner-gie du principe vital , & l'éxamen réflechi des fonctions fécrétoires & excrétoires : loin de ces guides fidèles errant fans direction & frapant au hazard, on reffemblerait à l'a-veugle de l'apologue de Diderot. Je le repète, c'eft dans l'habileté & l'adreffe à varier l'impreffion des ftimulus qu'eft renfermé tout ce qu'il y a de plus grand contre les fièvres refractaires .

Les maladies font entr'elles dans la proportion fui-vante :

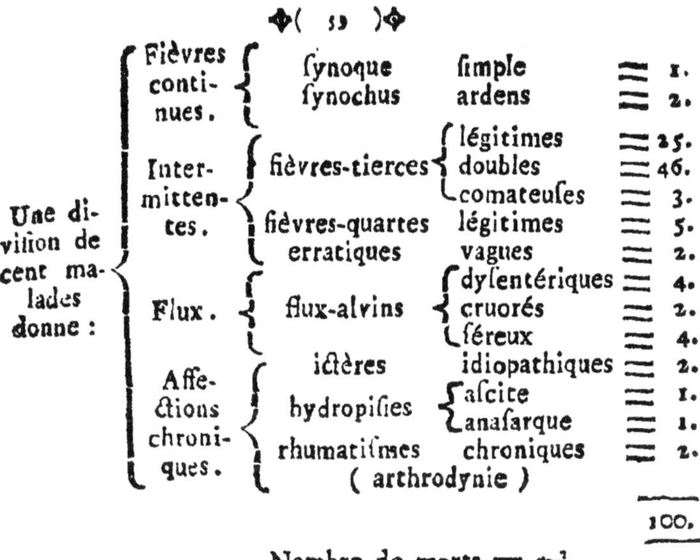

Nombre de morts $= \frac{1}{100}$.

TROISIÈME DÉCADE.

Les vents boréaux ont régné presque constamment à la fin de fructidor. Les nuits ont été brumeuses & procelleuses; l'hygromètre marquait le très humide; le thermomètre baissa du 18 au 16e dégré. Le 25 il souffla un gros vent de nord-est : le 27 il tomba une petite pluye : le 29 il y eût pluye à torrens, grèle, orage, vent impétueux. Le 30 le nord prit la domination. Le ciel fût nébuleux, l'air froid & agité pendant toute la décade.

L'abaissement de la température sous l'action des météores boréaux détermine la constitution intermittente à s'éléver vers son apogée. Le froid qui rapèle les fièvres mal guéries & favorise la formation de celles qui n'éxistaient encore que d'une manière sourde & latente, l'épaisseur des brumes qui repandent dans notre atmosphère un humide inaccoutumé, les changemens qui suivent la fraicheur alternante des crépuscules avec la chaleur du midy sont les influences que j'accuse volontiers de concourir à renforcer l'épidémie. Ce qu'il est de notable dans les modifications des maladies actuelles, c'est que les doubles-tierces prennent un ton d'ascendant marqué & que les altérations viſcérales de l'abdomen ſe multiplient à un point frapant.

Il eſt bien ſingulier qu'un grand nombre de nos ſoldats qui avaient été guéris des fièvres d'accès pendant le cours de l'été ſans avoir éprouvé aucune phyſconie, ſoyent aujourd'huy réaſſaillis par les doubles-tierces accompagnées dès leur début d'une intumeſcence ſplénique douleureuſe & très conſidérable. Un pareil phenomène ſemblerait donner apuy à mon opinion ſur les cauſes productrices de la dégénereſcence du volume de la rate. En effet l'altération ſplénique qui affecte de ſuivre ſi conſtamment l'abaiſſement de la température me paraît devoir ſon origine à deux circonſtances principales qui ſont la ſtructure propre du viſcère compoſé d'un parenchime celluleux lent & inert & la violence avec laquelle le ſang y eſt lancé pendant le paroxyſme. Lorſque l'horreur fébrile commence à ſe former, les humeurs quittent la périphérie, les vaiſſeaux capillaires ſe contractent & repouſſent le fluide qui devait les parcourir ; le ſang s'accumule dans les troncs précordiaux. Bientôt le cœur & les artères irrités de l'obſtacle & de la ſurcharge précipitent leurs battemens avec une force accélerée. Les extrémités des petits vaiſſeaux reſtant toujours immûables par leur conſtriction ſpaſmodique, l'effort des fluides doit ſurtout ſe porter impetueuſement contre les viſcères de l'abdomen. Mais le tiſſu de la rate, ſa diſpoſition, ſes vaiſſeaux, ſon excitabilité obtuſe, ſa faibleſſe relative y apèlent un afflux particulier qui la gonfle & la diſtend. La gêne, l'opreſſion de l'hippocondre gauche pendant l'accès des intermittentes atteſtent ſuffiſamment cette turgeſcence. Il eſt donc probable que l'alternative de ſaccades & de repos, de ſuramplitude & de reduction de volume genère à la fin une inertie complète dans un organe inactif & déià peu ſenſible. Delà peut-être l'accumulation permanente du ſang & l'intumeſcence qui en eſt la ſuite. Je tiens pour certain que le mouvement paroxyſmal tend à affaiblir les organes précordiaux & les affaiblit véritablement, puiſque la plupart des malades qui ont été long-temps fatigués par les périodiques rebelles devient ſujète à des palpitations véhémentes du cœur & des groſſes artères. Il n'eſt même pas rare de voir cette incommodité ſuréxiſter des mois entiers à la fièvre guérie. Si les intermittentes peuvent produire une auſſi profonde affection dans des organes robuftes & d'une irritabilité exquife, quels changemens ne peuvent-elles pas opérer dans un vifcère mou, indolent & inénergique? Je me fuis d'ailleurs affuré par l'ouverture des cadavres que la rate n'éprouvait point feule de telles altérations : les reins , le foye & le mefentère fe trouvent en même temps plus ou moins attaqués & en certaines occafions affez voifins du tabes.

La théorie adoptée icy eft , à mon avis , beaucoup plus judicieufe & plus d'acord avec les phénomènes connus que celle des fectateurs des anciens qui dépofent affez plaifamment dans la rate la matière & le ferment fébriles, & en font fortir à leur gré quelques périodiques bouffées pour developer le paroxyfme de la fièvre . Comme aucun argument de quelque valeur ne fonde un pareil fyftème , comme il eft inutile de s'engager dans une réfutation férieufe , je me borne à faire obferver que nous avons une multitude de foldats qui portent depuis plus d'une année des phyfconies fpléniques dont l'amplitude va jufqu'à envahir une partie de l'épigaftre , fans que leur fanté ait paru fe démentir & que leur fervice militaire fe foit interrompu un moment . Ce point de doctrine au furplus eft très-important: car la caufe de l'intumefcence étant bien éclaircie , les lenteurs humorales , les vifcofités , les obftructions s'évanouiffent , & le mode curatif change de direction .

La proportion des maladies règnantes peut s'indiquer ainfi :

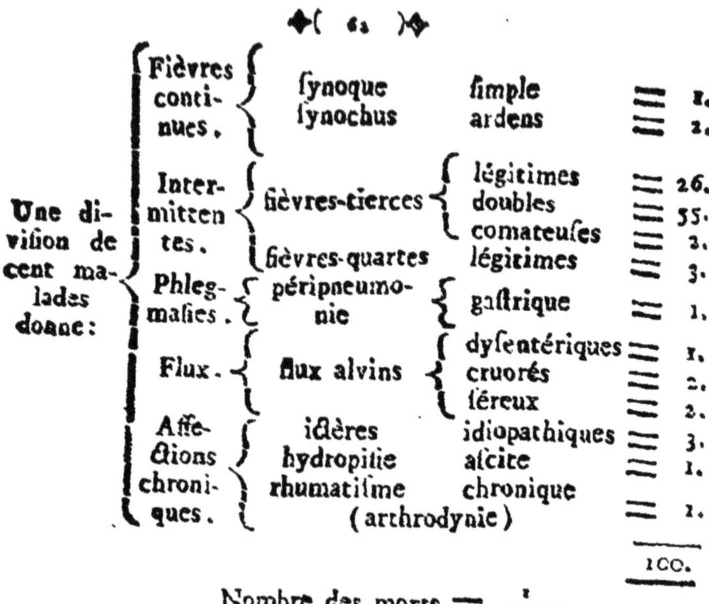

Nombre des morts $= \frac{1}{100}$.

JOURS COMPLEMENTAIRES.

Les cinq derniers jours de l'année furent pluvieux & très procelleux ; les vents de nord & de nord-est furent constans. Le ciel parut toujours nebuleux : les brumes crépusculaires furent froides & épaisses : le 5 il se manifesta un orage violent. L'hygromètre indiquait le très-humide ; la température baissa jusqu'au dessous du 16e dégré du thermomètre de Réaumur.

Le caractère du boréal qui a usurpé la domination, l'influence des météores froids & humides dont il a été le conducteur impriment un ton décidé à la légère nuance dont nous avions aperçu les premières teintes la décade précédente. Cette impression est signalée par la renaissance des fièvres naguère arrêtées , par les nouvelles doubles-tierces d'aparence sthénique , par plusieurs inflammations gangréneuses, enfin par une quantité de flux alvins peu ordinaire jusques icy. De prime abord le génie tranchant du début inflammatoire semblait ne devoir laisser aucun doute sur l'existence de la diathèse sthénique , mais ces déhors simulés étaient perfides.

J'éprouvai à cette époque combien il eft fouvent ef-
fentiel de ne s'attacher que d'une manière circonfpecte
aux fymptômes actuels , & combien il importe de réunir
tous les raports rationnels & toutes les inductions qui peuvent jéter quelque lumière fur la tendance des maladies
& préfager leur allure ultérieure . Deux jeunes foldats
ayant été frapés d'une angine atroce entrèrent le même
jour dans ma divifion. La compléxion vigoureufe des malades , l'état du pouls , la chaleur de la peau , la refpira-
tion étouffée , la turgefcence des yeux & du vifage , la
céphalalgie intolérable paraiffaient indiquer l'inflammation
la plus aigue. Les premiers moyens qui fe préfentaient à
l'efprit étaient les faignées & les fecours anti-fthéniques :
mais réflechiffant à la nature de l'épidémie , calculant la
force des caufes météoriques antécédentes & des fignes
précurfeurs je tins les angines offertes pour fufpectes &
je les traitai felon ces vues . Dès le lendemain tout était
à découvert , le génie du mal s'était décélé : les forces
étaient abattues, les yeux rouges & humides, l'efprit apathique ; un gonflement œdémateux fe repandit fur toute
la furface du cou , fur la figure & une partie des tégu-
mens de la poitrine . A l'afpect redoutable des fymptômes
je me fus gré de mes doutes & j'employai de fuite de
larges véficatoires & les remèdes les plus puiffans dans les
hautes-nerveufes . Peu s'en falût que mes foins ne fe per-
diffent inutilement contre l'effort deftructeur de ces maux :
des deux malades l'un mourut avant le cinquième jour &
l'autre ne récouvra la fanté qu'après une pénible conva-
lefcence .

Je traitai affez heureufement dans les jours complé-
mentaires une péripneumonie violente accompagnée d'un
ictère profond. Les fels neutres, l'oxymel fcillitique , les
mucilages fucrés , l'oxide-d'antimoine-fulfuré-rouge &
l'ammoniaque eurent l'effet le plus profpère & le plus
entier .

Il n'en fût pas ainfi d'une tierce hémiplégique. Man-
chereau foldat de la 31e ½ brigade d'infanterie avait déjà
fubi un traitement à l'hôpital N°. I & demeurait guéri de
la tierce légitime depuis plufieurs mois . Vers les com-
plémentaires le paroxyfme fe reproduifit & s'accompagna
de fymptômes comateux. Le malade fût abondamment fai-
gné au quartier ; on le fit vomir avec le tartrite de potaffe antimonié . Cependant la fièvre parût aggravée par

les accidens les plus pernicieux ; la moitié latérale droite du corps fe trouva paralyfée, la parole fût fufpendue. L'ac‑ cès diffipé , la parole & le mouvement fe retablirent : ce fût à ce période que le malade vint à l'hôpital : je l'exa‑ minai & luy prefcrivis le kinkina . La fièvre fe ralluma bientôt fuivie de l'aphonie & de l'hémiplégie ordinaires ; elle s'éteignit de nouveau aux heures accoutumées , mais l'aphonie & l'hémiplégie fe maintinrent . J'eus recours dans cet évenement funefte à d'excellent kinkina d'Ef‑ pagne dont on avait mis quelques livres à notre difpofi‑ tion. Même infuccès . Enfin la paralyfie s'étant étendue jufqu'aux mufcles de la déglutition , il parvenait peu de remèdes à l'eftomac ; je fis en vain adminiftrer des lave‑ mens d'une forte décoction d'écorce du Perou avec la thériaque : rien ne pût empêcher les progrès de l'affection nerveufe, le malade mourût .

Il nous arriva des hôpitaux de première ligne pen‑ dant le mois de fructidor beaucoup de malades atteints de vieux flux de ventre qu'on ne pouvait tarir par aucu‑ ne méthode . L'influence froide & humide de la faifon femblait aigrir leurs maux ; elle y joignait même des toux déchirantes qui avaient quelque chofe de convulfif . L'eftomac de ces miférables avait déjà été tellement fati‑ gué par les médicamens, il était dans un tel trouble, dans un tel défordre , le conduit alimentaire avait acquis une fi extrème fenfibilité que les remèdes n'avaient pour les ataquer qu'une valeur négative . Je me déterminai donc en l'abfence d'autres refources à faire ufage de l'opium pratiqué en frictions felon la manière de Chiarenti . Je vis avec une vraie fatisfaction que la toux âcre & per‑ tinace fe calma , que le flux alvin fe modéra , & ce qui eft de plus remarquable, que certains mouvemens fébriles apartenant aux intermittentes prolongées s'étaient entié‑ rement arrêtés . — On ne peut trop apéler l'attention des médecins fur les propriétés de l'opium placé à l'exté‑ rieur & encourager les recherches qui auraient pour objet de déterminer les avantages de cet ordre de remèdes & les circonftances qui les réclament . Ce que Chiarenti & le profeffeur Brera ont publié , les obfervations que mon collègue Botta & moy avons recueillies font preffentir que l'aplication topique des médicamens eft de nature à rendre les fervices les plus fignalés.

Les maladies régnantes s'expriment par la formule qui fuit :

Une division de cent malades donne :					
Fièvres continues.	typhus	modéré		=	1.
Intermittentes.	fièvres-tierces	légitimes		=	23.
		doubles		=	55.
		hémiplégique		=	1.
	fièvres-quartes	légitimes		=	4.
		double		=	1.
		gangréneuses		=	2.
Phlegmasies.	angines péripneumonie	ictérique		=	1.
Flux.	flux alvins	dysentériques		=	3.
		cruorés		=	4.
		séreux		=	2.
Affections chroniques.	ictère	idiopathique		=	1.
	rhumatisme (jarthrodynie)	chronique		=	1.
					100.

Nombre des morts $= \frac{2}{100}$.

F I N.

ERRATA

Page 5	ligne 11	au ou-est	*lisez* ou-est
6	23	Trente	Brente
7	3	Les collines	Ces collines
ibid.	13	les tours	les tems
9	36	qui meut,	qui ment
10	4	ces vents	ces vues
11	16	se trouve à 28 p.	se trouve à 26 p.
ibid.	27	le point	ce point
12	3	au dessous du 1e. *ajoutez* de froid.	
13	24	ces doutes	les doutes
16	41	le beau sujet	*lisez* ce beau sujet
24	1	depuis le	depuis ce
26	28	les	des
27	11	Depuis cette grande époque Padoue a toujours fait partie intégrante de l'empire Vénitien.	Ce grand événement fixa la destinée de Padoue qui fit désormais partie intégrante de l'empire Vénitien.
ibid.	20	decemvirs	duumvirs
35	37	au moment	un moment
40	3	leur	lui
41	27	à deux seules variétés	à deux seules espèces
44	15	le passage	ce passage
47	16	remontré	rencontré
ibid.	13	débot	début
54	15 anéantie	probablement anéanties.

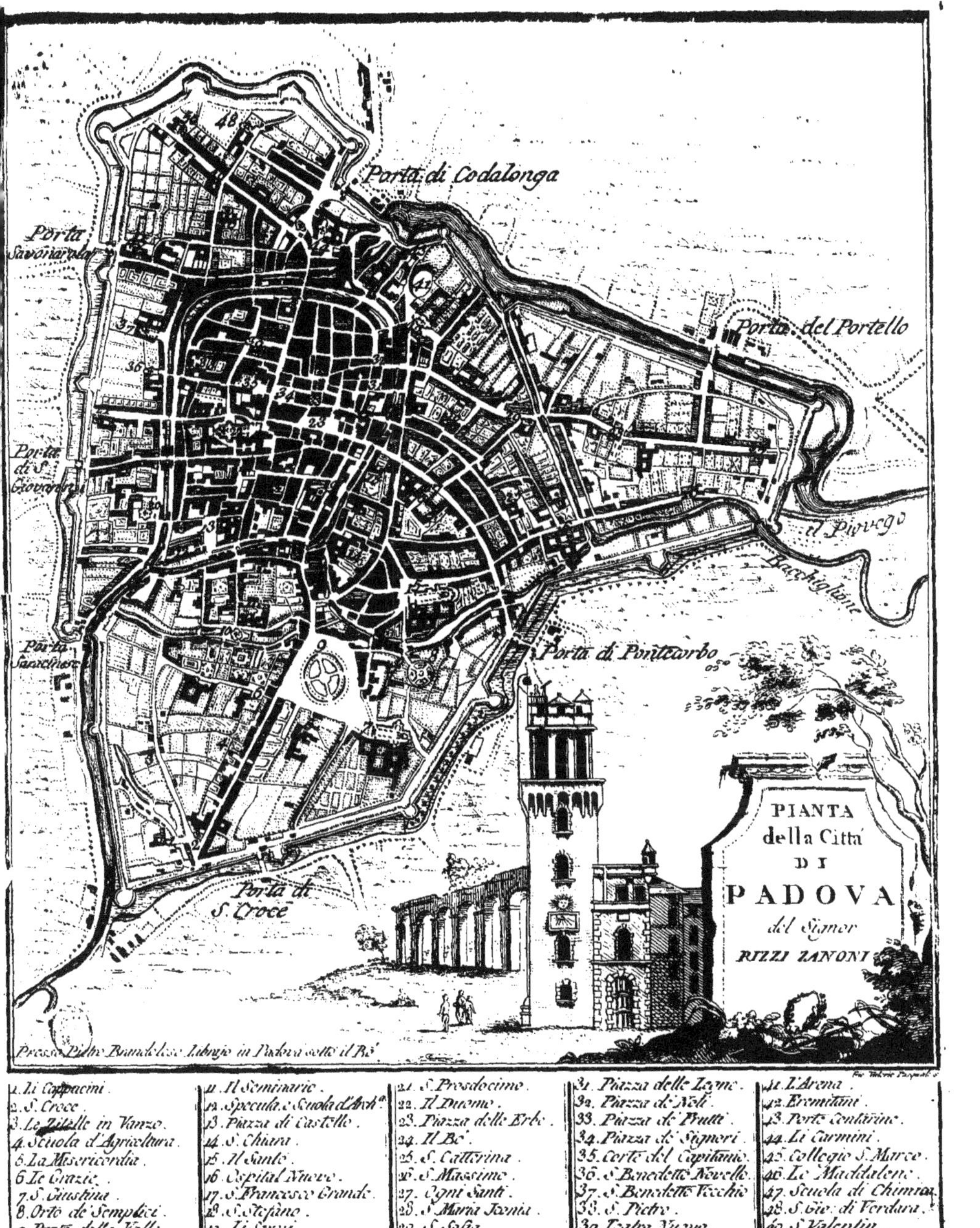

Porta di Codalonga
Porta Savonarola
Porta del Portello
Porta di S. Giovanni
il Piovego
Bacchiglione
Porta Saracinesca
Porta di Pontecorbo
Porta di S. Croce
Presso Pietro Brandolese Libraio in Padova sotto il Bò
PIANTA della Città DI PADOVA del Signor RIZZI ZANONI
Fce Vittorio Pasquali s.
1. Li Cappucini .
2. S. Croce .
3. Le Zitelle in Vanzo .
4. Scuola d'Agricoltura .
5. La Misericordia .
6. Le Grazie .
7. S. Giustina .
8. Orto de' Semplici .
9. Prato della Valle .
10. M.a V. del Torresino .
11. Il Seminario .
12. Specula, e Scuola d'Arch.a
13. Piazza di Castello .
14. S. Chiara .
15. Il Santo .
16. Ospital Nuovo .
17. S. Francesco Grande .
18. S. Stefano .
19. Li Servi .
20. S. Agostino .
21. S. Prosdocimo .
22. Il Duomo .
23. Piazza delle Erbe .
24. Il Bò .
25. S. Catterina .
26. S. Massimo .
27. Ogni Santi .
28. S. Maria Iconia .
29. S. Sofia .
30. S. Biagio .
31. Piazza delle Legne .
32. Piazza di Noli .
33. Piazza de' Frutti .
34. Piazza de' Signori .
35. Corte del Capitanio .
36. S. Benedetto Novello .
37. S. Benedetto Vecchio .
38. S. Pietro .
39. Teatro Nuovo .
40. Ponte Molin .
41. L'Arena .
42. Eremitani .
43. Porte Contarine .
44. Li Carmini .
45. Collegio S. Marco .
46. Le Maddalene .
47. Scuola di Chimica .
48. S. Gio. di Verdara .
49. S. Valentin .
50. Gli Scalzi .

www.ingramcontent.com/pod-product-compliance
Ingram Content Group UK Ltd.
Pitfield, Milton Keynes, MK11 3LW, UK
UKHW022312120726
13694UKWH00004B/1399